U0047879

世界第一簡單
藥物動力學

マンガでわかる薬物動態学

慶應義塾大學藥學部教授　大谷 壽一◎著
臺灣大學藥學系教授　林君榮◎審訂
陳朕疆◎譯
カネダ工房◎作畫
ビーコムプラス◎製作

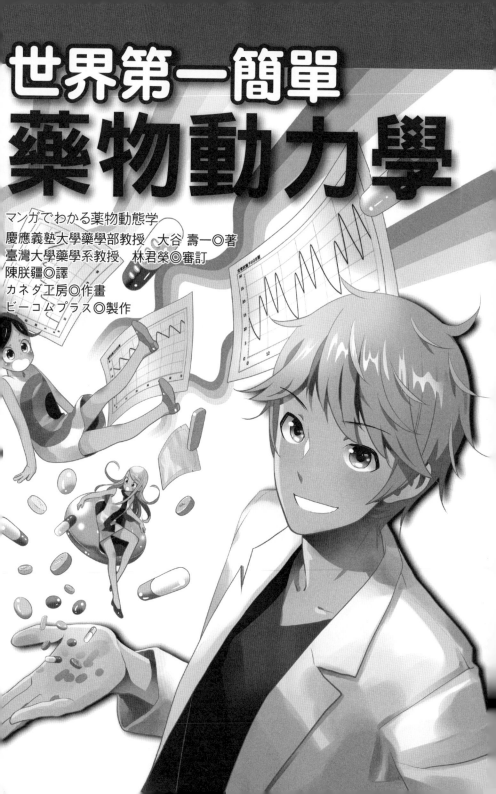

前言

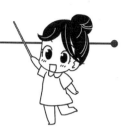

　　服藥後，藥物成分要如何抵達目的地呢？各位有想過這個問題嗎？藥物進入體內後，需要有一定的量，且要在一定時間內抵達目的地，才能發揮預期藥效。相反的，如果藥物抵達的位置不對、抵達時間不對，或是抵達藥物量不對，就會產生副作用，也可能無法發揮預期療效。因此，要瞭解並控制藥物在體內的運行（藥物動力），才能發揮出最大藥效，並降低副作用，由此可見，藥物動力學是相當重要的學問。

　　本書主題是藥物動力學，這是一門分析及預測投藥後，藥物會在「何時」「何量」抵達體內「何處」的學問。藥學系的學生們須花費許多時間來學習藥物動力學，但課程中常會用到數學式，讓不少藥學系學生、藥劑師相當苦惱。而且遺憾的是，醫學系、護理系等其他醫學相關學系，幾乎都不會學到藥物動力學。為了拯救那些苦惱於藥物動力學的藥學系學生或藥劑師，並讓其他醫療從業人員與醫藥界相關人士對藥物動力學的基礎有些認識，我執筆寫下了這本書。藥物動力學是一門分析與預測的學問，要在沒有任何數學模型、函數、符號的情況下說明這門學問的內容，並不是件容易的事。但為了寫一本入門書籍，我盡可能地減少了這些，並改用各種方式來比喻，以平易近人的方式解說相關概念。如果有醫療從業人員或醫藥界相關人士在讀過這本書後，能幫助更多病患獲得更好的藥物治療，就會讓我覺得這些努力十分值得。

另外，在我執筆時，負責製作本書的崎山尊教先生協助我將艱澀的內容整理得簡單易懂，幫了我許多忙。負責插圖的カネダ工房也用他豐富的表現力，畫出了角色最吸引人的魅力。即使是複雜的概念，也能用插圖描繪出「我想像中的樣子」，是本書不可或缺的要素。在 COVID-19 疫情持續擴大的困難環境中，感謝兩位能全力協助製作本書，在此致上最深的謝意。此外，我也十分感謝 Ohm 社給了我這個機會，讓這個長年埋在我心中的企劃得以實現。

大谷壽一

目 次

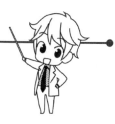

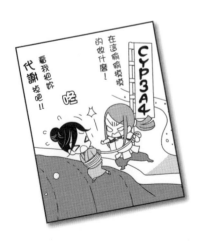

專　欄

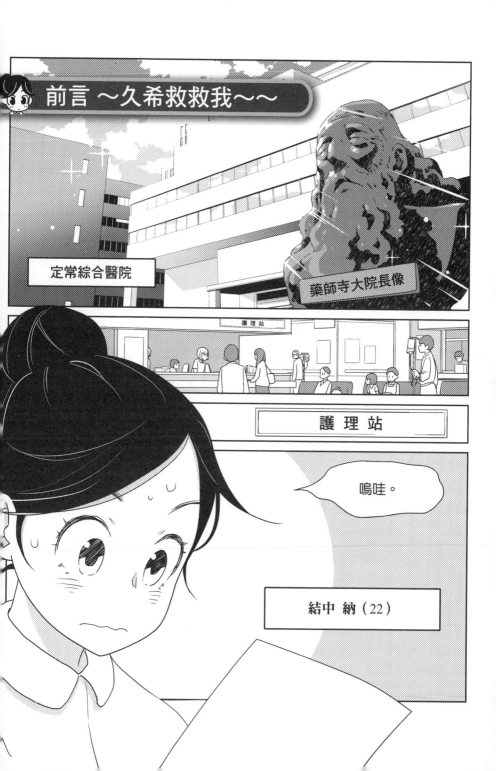

前言 ～久希救救我～～

定常綜合醫院

藥師寺大院長像

護理站

護理站

嗚哇。

結中 納（22）

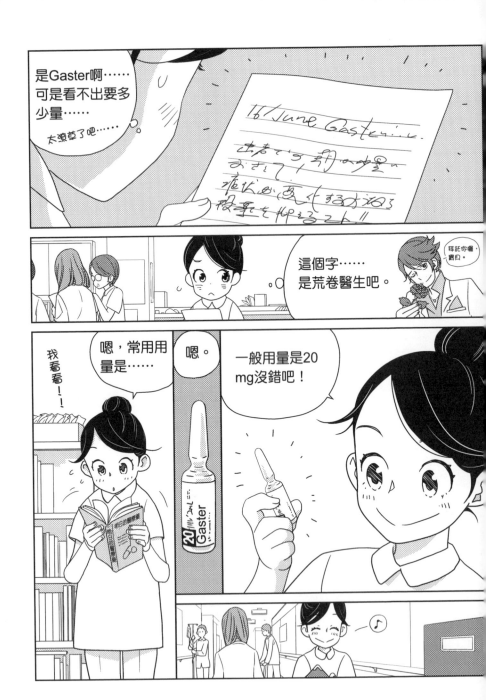

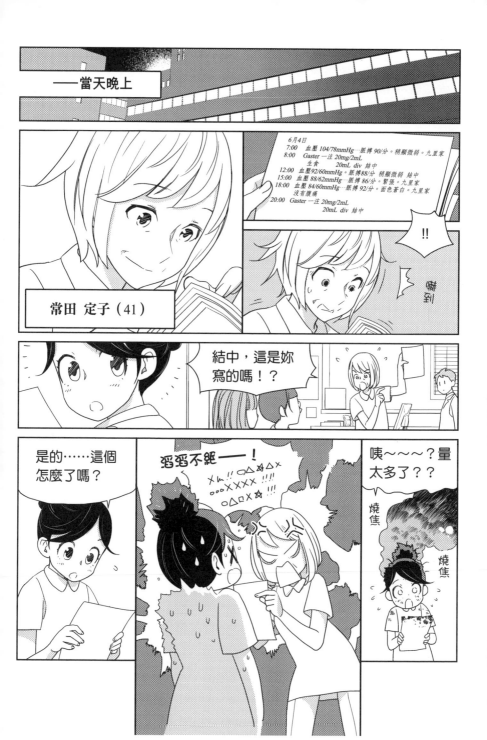

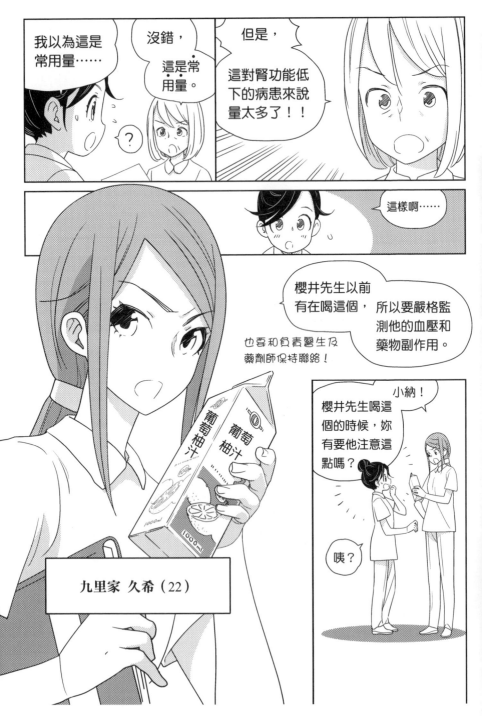

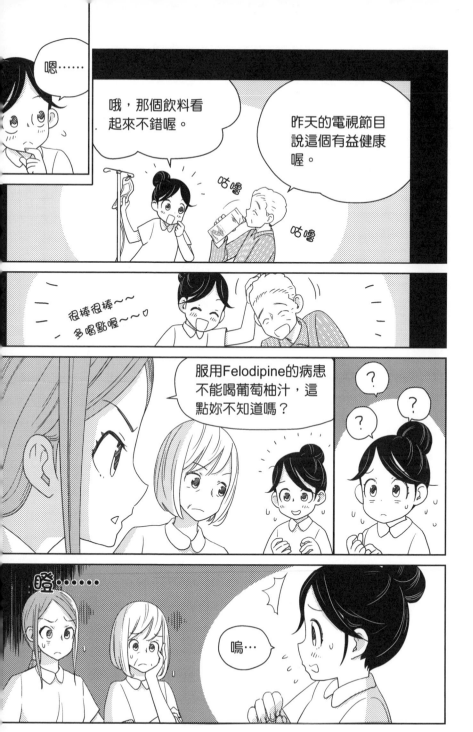

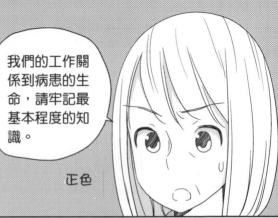

我們的工作關係到病患的生命，請牢記最基本程度的知識。

正色

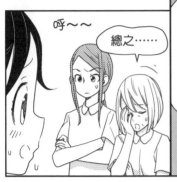

呼～～

總之……

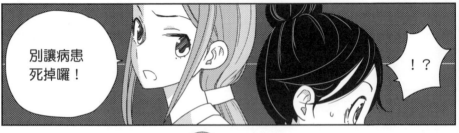

別讓病患死掉囉！

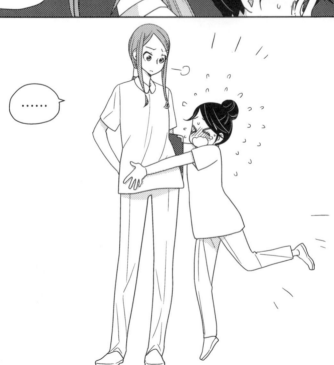

……

第 1 章

藥物的體內分布

~藥物去了哪裡?~

分布體積?

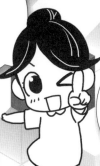

是推論藥物體內動態的重要工具之一喔。

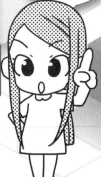

瞭解分布體積之後,就能知道許多事囉。

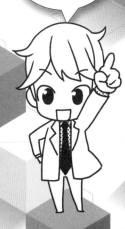

KEY WORDS

穿過細胞膜、脂溶性/水溶性、組織轉移性、簡單擴散、特殊運輸、載體蛋白(運輸載體)、分布體積

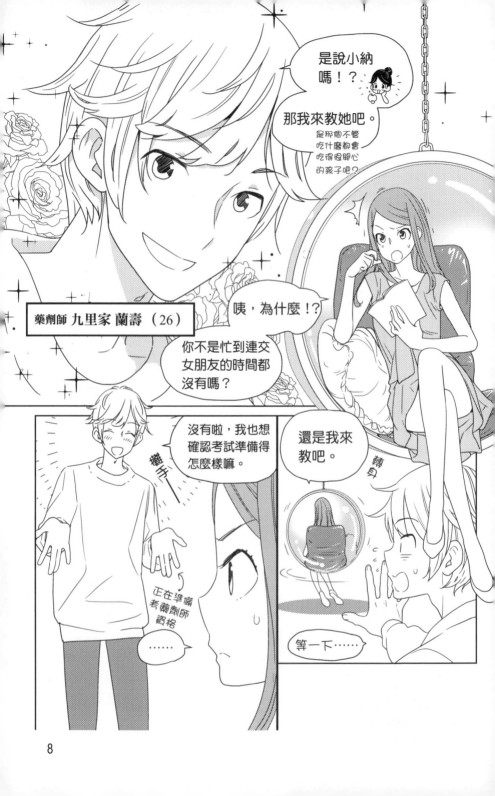

是說小納嗎！？

那我來教她吧。

是那個不管吃什麼都會吃得很開心的孩子吧？

藥劑師 九里家 蘭壽（26）

咦，為什麼！？

你不是忙到連交女朋友的時間都沒有嗎？

沒有啦，我也想確認考試準備得怎麼樣嘛。

正在準備考藥劑師資格

……

還是我來教吧。

等一下……

8

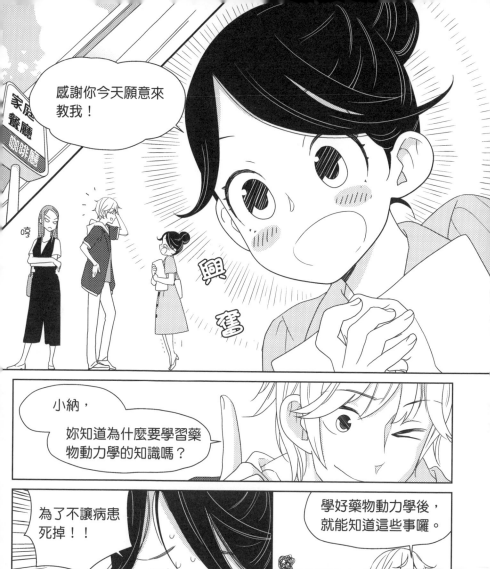

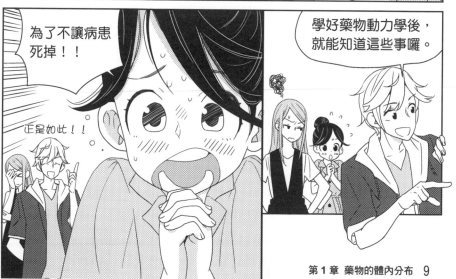

〈學好藥物動力學後可以明白的事〉

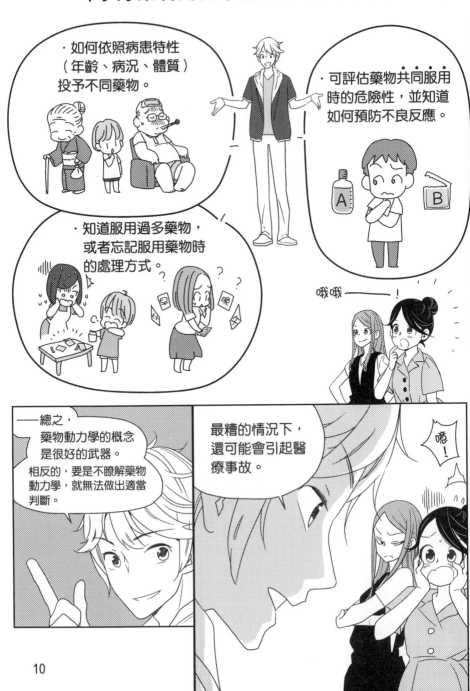

·如何依照病患特性
（年齡、病況、體質）
投予不同藥物。

·可評估藥物共同服用
時的危險性，並知道
如何預防不良反應。

·知道服用過多藥物，
或者忘記服用藥物時
的處理方式。

哦哦———！

——總之，
藥物動力學的概念
是很好的武器。
相反的，要是不瞭解藥物
動力學，就無法做出適當
判斷。

最糟的情況下，
還可能會引起醫
療事故。

噫！

10

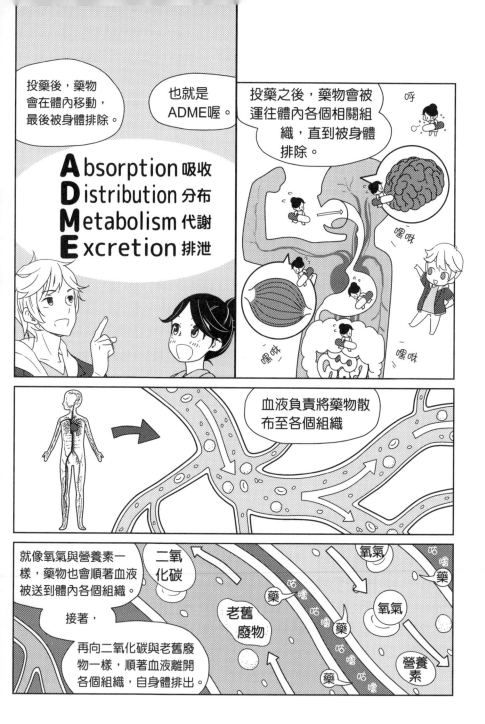

也就是說，體內藥物會分布在這兩個地方。

①血液中　②組織中

這兩個地方中，哪個地方可以實際測得藥物濃度呢？

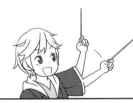

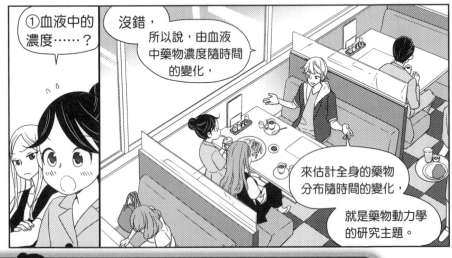

①血液中的濃度……？

沒錯，所以說，由血液中藥物濃度隨時間的變化，

來估計全身的藥物分布隨時間的變化，

就是藥物動力學的研究主題。

1-1 分布體積（巨觀角度）

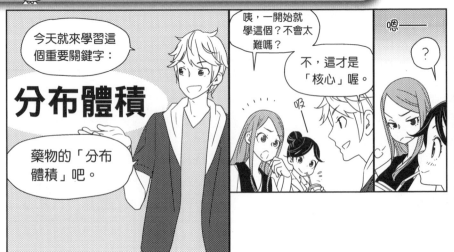

今天就來學習這個重要關鍵字：

分布體積

藥物的「分布體積」吧。

咦，一開始就學這個？不會太難嗎？

不，這才是「核心」喔。

嗯——

？

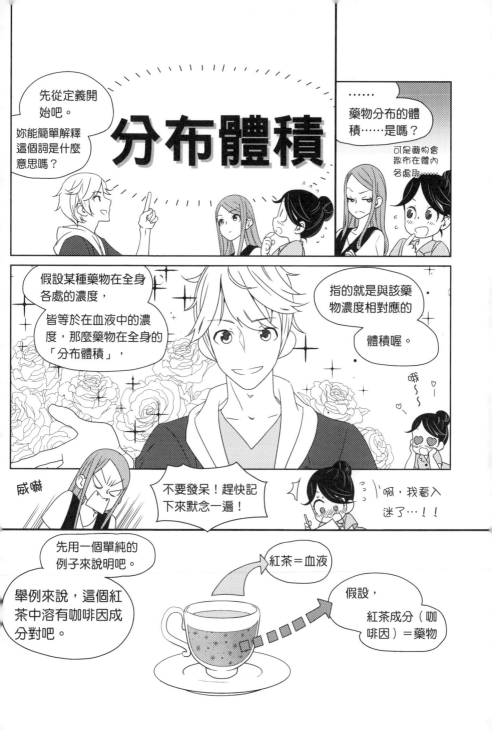

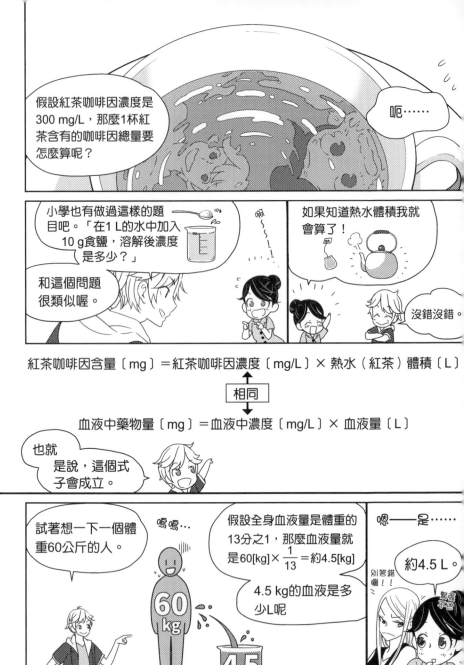
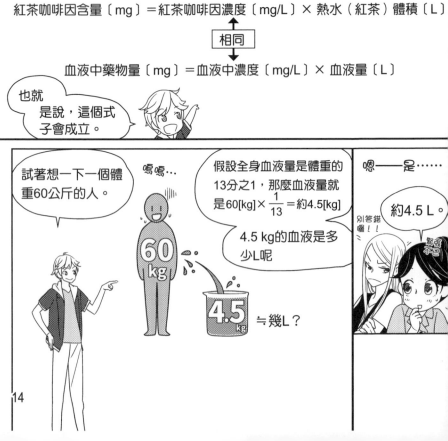

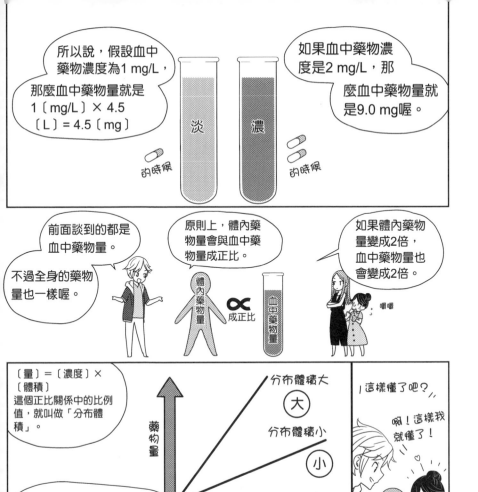

所以說，假設血中藥物濃度為1 mg/L，那麼血中藥物量就是1〔mg/L〕× 4.5〔L〕= 4.5〔mg〕

如果血中藥物濃度是2 mg/L，那麼血中藥物量就是9.0 mg喔。

淡

濃

的時候

的時候

前面談到的都是血中藥物量。

不過全身的藥物量也一樣喔。

原則上，體內藥物量會與血中藥物量成正比。

體內藥物量 ∝ 血中藥物量
成正比

如果體內藥物量變成2倍，血中藥物量也會變成2倍。

嘿嘿

〔量〕=〔濃度〕×〔體積〕
這個正比關係中的比例值，就叫做「分布體積」。

藥物量

分布體積大
大

分布體積小
小

血中濃度

比例值的數量級用「體積」表示。

這樣懂了吧？

啊！這樣我就懂了！

也就是說，體重60 kg的人，血中濃度為1 mg/L時……，

$$1 \,〔mg/L〕× 60 \,〔L〕= 60 \,〔mg〕$$
（血中濃度 × 分布體積 = 體內藥物量）

體內藥物量是這樣算嗎？

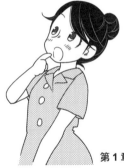

若是紅茶是沒錯，但如果是人類身體就不對了。

和紅茶不同，藥物在體內的濃度與在血液的濃度並不相同。所以不能直接用身體的體積（≒60 L）當做藥物的分布體積。

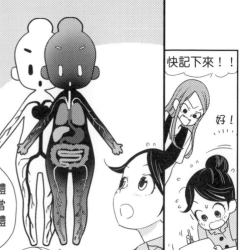

快記下來！！

好！

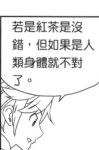

若要說得更簡單一點，

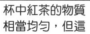

杯中紅茶的物質相當均勻，但這瓶著名拉麵店製作、加了許多辣椒的激辛辣椒醬就不同了。

均勻

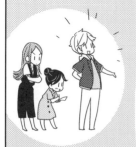

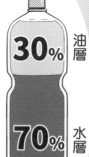

30% 油層

70% 水層

上層的油（油層）占了30%，下層的水溶液（水層）占了70%。

那麼，假設水層的食鹽濃度是0.06 g/mL，100 mL的辣椒醬中含有多少食鹽呢？
※假設水層和油層的比重都是1.0。

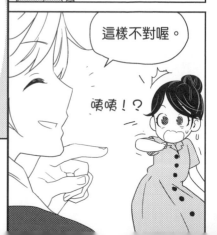

嗯～

$0.06 \ (g/mL) \times 100 \ (mL) = 6.0 \ (g)$ ？

這樣不對喔。

咦咦！？

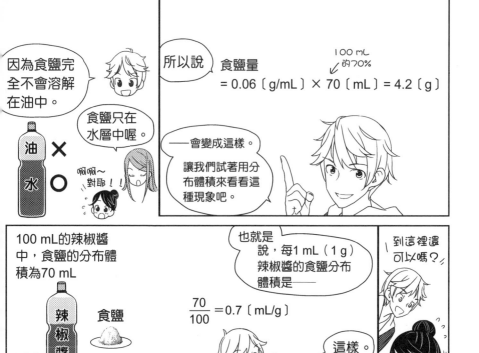

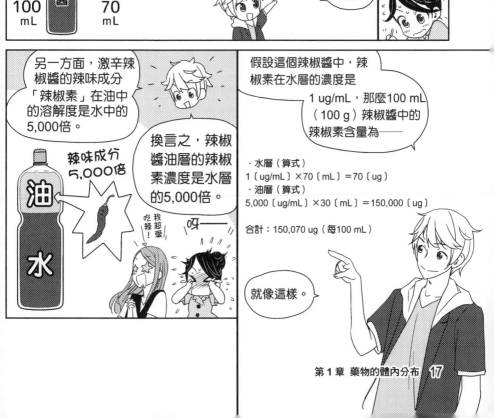

$$150,070 \ (ug) \div 1 \ (ug/mL) = 150,070 \ (mL)$$

每1 mL（≒1 g）辣椒醬的辣椒素分布體積約為 1.5 L/g。

因此，以水層濃度為基準，100 mL辣椒醬中的辣椒素分布體積可以這樣算再除以100，則可得到

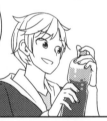

就是這樣。

如果把辣椒醬的水層想成是血液，油層想成是組織……就可以推論出右邊這兩項敘述。

· 容易進入組織的藥物，分布體積較大。

· 停留在血液中，不容易進入組織的藥物，分布體積較小。

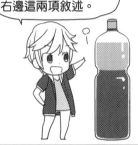

所以說，分布體積是一個定量指標，可以描述體內藥物主要是分布於組織中還是血液中。

順帶一提，辣椒醬的例子中，我們可以測量出油層與水層的辣椒素濃度。但在人類的例子中，我們只能測量出藥物的「血液中濃度」。

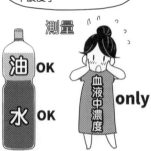

測量

油 OK

水 OK

血液中濃度 only

$$〔量〕＝〔濃度〕^{*1} × 〔分布體積〕$$

這就是為什麼在藥物動力學中，分布體積是藥物量與血液中濃度的「比例值」。

原來如此——

這個辣椒醬好好吃～～

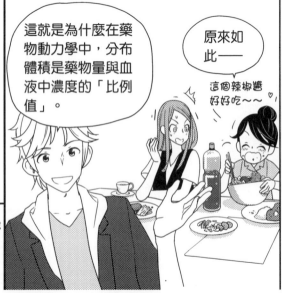

*1 實際上，多數情況下測量的不是血液中濃度，而是（除去血球成分後的）血漿中藥物濃度。因此，談到藥物分布體積時，一般會以「血漿中濃度」為基準。

18

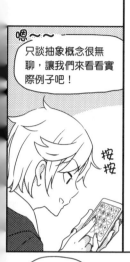

嗯～～
只談抽象概念很無聊，讓我們來看看實際例子吧！

按
按

人類細胞外液約為12 L，由此可計算出單位體重的細胞外液體積。

$$12,000〔mL〕/60〔kg〕＝200〔mL/kg〕$$

所以分布體積小於200 mL/kg的藥物，主要存在於細胞外液（血液與細胞間液），幾乎不會分布在組織中。

譬如說，Epoetin Alfa[2]的分布體積為30 mL/kg。

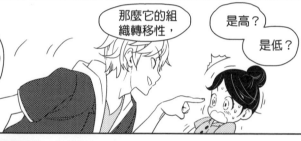

那麼它的組織轉移性，

是高？
是低？

*2 基因重組藥物

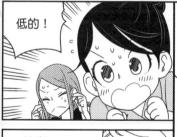

低的！

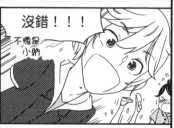

沒錯！！！
不愧是小納

30 mL/kg相當接近人體血漿量，這表示藥物大部分都沒有轉移到血球中。

也就是幾乎所有藥物都存在於血漿中。

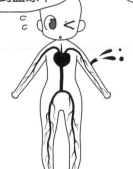

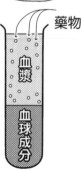

藥物

血漿

血球成分

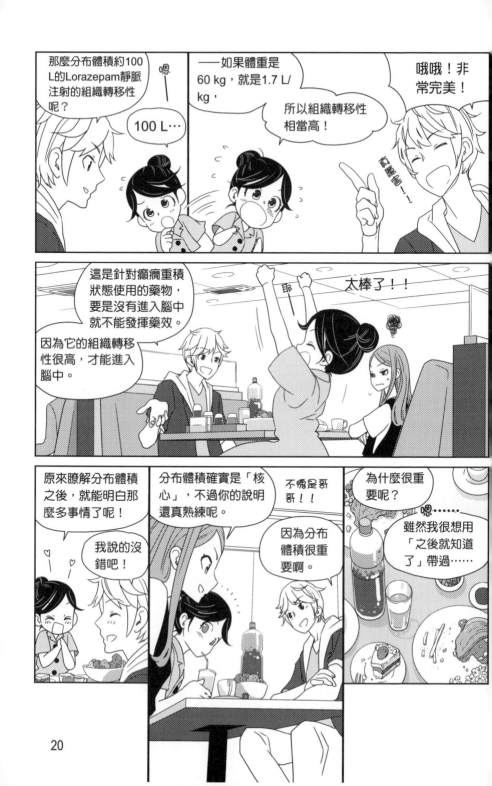

用現在可以理解的方式來說明就是，因為分布體積是「影響藥物血液濃度的重要因素之一」。

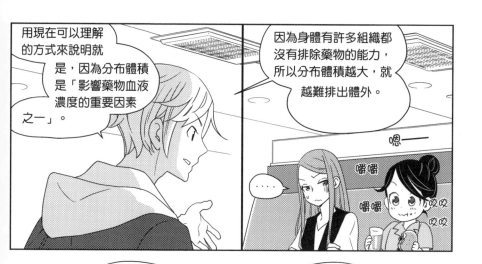

因為身體有許多組織都沒有排除藥物的能力，所以分布體積越大，就越難排出體外。

嗯——

嚼嚼

嚼嚼

……

之後我們會說明什麼是排除半衰期。排除半衰期與分布體積成正比。

而決定排除半衰期的兩大因素就是〔分布體積〕和〔全身清除率〕喔！

雖然聽不懂這些名詞，不過他說得很有自信呢。

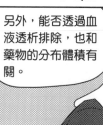

另外，能否透過血液透析排除，也和藥物的分布體積有關。

所謂的血液透析（洗腎），是將血液暫時移到體外，用機器過濾之後再送回體內。

也就是淨化「血液」。如果藥物的分布體積過大，即使經過血液透析，也只能去除血液中的藥物，無法去除全身大部分的藥物。

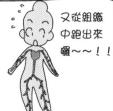

組織中還殘留很多——

去除藥物

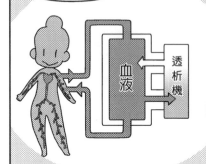

血液

透析機

因為血液中濃度會暫時下降，所以看起來會有去除藥物的效果。

又從組織中跑出來囉～～！！

是不是太困難了呢……

咻——

噗嘶噗嘶

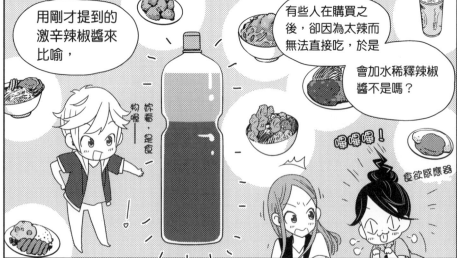

用剛才提到的激辛辣椒醬來比喻，

有些人在購買之後，卻因為太辣而無法直接吃，於是

會加水稀釋辣椒醬不是嗎？

飲看・足食物喔！

嘿嘿嘿！

食欲感應器

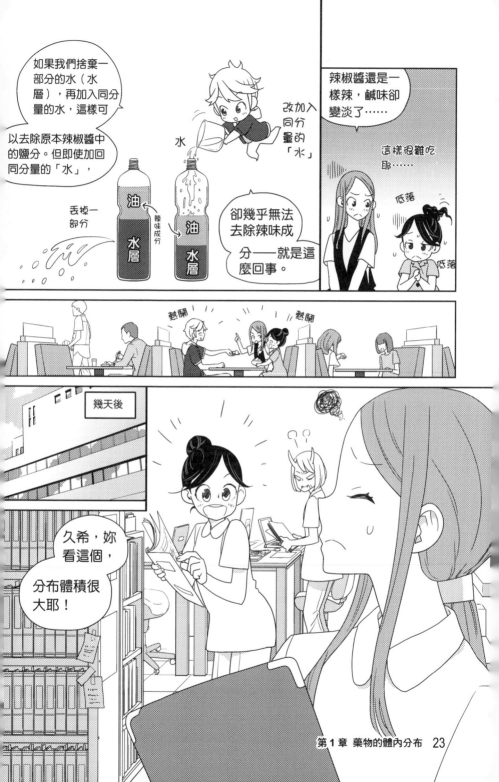

如果我們捨棄一部分的水（水層），再加入同分量的水，這樣可以去除原本辣椒醬中的鹽分。但即使加回同分量的「水」，卻幾乎無法去除辣味成分——就是這麼回事。

改加入同分量的「水」

水

丟掉一部分

辣味成分

油 水層

油 水層

辣椒醬還是一樣辣，鹹味卻變淡了⋯⋯

這樣很難吃耶⋯⋯

低落

低落

熱鬧

熱鬧

幾天後

久希，妳看這個，

分布體積很大耶！

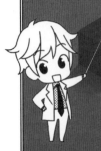

深入瞭解

我們在漫畫中從巨觀角度說明了藥物在體內的動態變化。「從整體到局部」是思考事物時的基本方式，接著，讓我們來看看各個臟器的情況吧。各臟器的藥物分布是如何控制的呢？相對於巨觀角度，讓我們在細胞層次下，從微觀角度來看看藥物的動態變化吧。

1-2 ● 藥物性質與組織分布

1 藥物通過細胞膜

基本上，藥物會溶解於體液中（血漿、組織間液、細胞內液等）藉此移動至全身。這個過程不只包含了藥物在組織內的分布，也包括消化道吸收藥物、腎臟過濾血液形成尿液以排除藥物等階段。

另一方面，身體由細胞構成，細胞外側有細胞膜包著。而細胞膜其實是由**磷脂**分子形成的**脂雙層膜**（圖 1）。

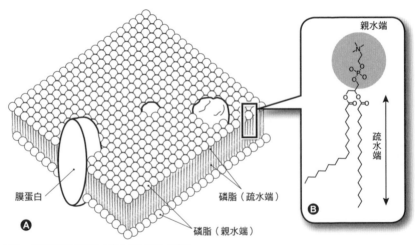

親水端

疏水端

膜蛋白

磷脂（疏水端）

A

磷脂（親水端）

B

圖1　細胞膜的結構（A）與磷脂（B）

如圖 1（A）所示，脂雙層膜上的磷脂分子，疏水端（親油端）部分在內側，親水端在外側，形成膜狀結構。圖 1（B）為卵磷脂，是一種磷脂分子。

這個在生物化學的課程中就有學過了吧。

我第一次看到的時候還以為是豬排三明治。

馬上就聯想到食物，還真是個貪吃鬼耶。

聯想到自己喜歡的東西很棒啊。不過，細胞膜中間比較接近油的性質，這點和豬排三明治有些不同。細胞膜可以在平面方向上流動，上面還有許多蛋白質（膜蛋白）漂流著。

就像「平面的液體」是嗎？

嗯，這樣想也可以。同樣是薄膜，卻與橡膠氣球不同，細胞膜比較像是肥皂泡泡的膜那樣，可以在平面方向上自由移動。

脂溶性物質會迅速融入脂雙層膜中，所以可以從膜的一側迅速移動到另一側，譬如從細胞外移動到細胞內。此時物質的移動方向會依照物質的濃度差（**濃度梯度**），「從較濃的一側移動到較稀的一側」。這種不需特殊機制介入，單靠膜兩側濃度差就能讓物質移動的過程，叫做**簡單擴散**。

乙醇也是脂溶性分子的一個例子喔。喝酒的時候，消化道吸收乙醇的速率相當快，所以身體會馬上產生反應。乙醇進入體內後可輕易穿過生物膜，迅速分布至體內各處。

當然，也包括腦喔……

為什麼要看著我講呢？

另一方面，脂溶性不明顯的藥物（親水性物質）難以融入細胞膜，無法透過簡單擴散有效率地穿過細胞膜。也就是說，對於親水性物質而言，細胞膜是阻止它們移動的障壁。

帶有正電或負電的**離子型**分子為親水性，無法穿過細胞膜。如果可以將同一種藥物轉變成不帶電的**非離子型（分子型）**分子，就可以輕易穿過細胞膜了（**圖2**）。

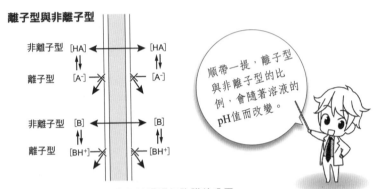

離子型與非離子型

順帶一提，離子型與非離子型的比例，會隨著溶液的pH值而改變。

圖2 通過細胞膜的分子與無法通過細胞膜的分子

物質進入細胞或組織的方法不是只有簡單擴散。組織或細胞有自己的一套特殊機制，能有效率地攝入必要物質，排出不需要的物質（**圖3**（B）、（C）、（D））。

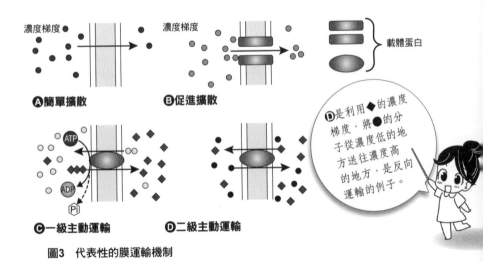

Ⓓ是利用◆的濃度梯度，將●的分子從濃度低的地方送往濃度高的地方，是反向運輸的例子。

圖3 代表性的膜運輸機制

圖3（A）是前面就已經說明過的簡單擴散。（B）是一個僅讓特定物質通過的「通道」，能讓物質依濃度梯度移動（擴散），提升擴散的效率，也叫做**促進擴散**。（C）是利用分解 ATP（三磷酸腺苷）時產生的化學能，將物質沿著與濃度梯度相反的方向運輸，稱做**一級主動運輸**。（D）是先透過一級主動運輸，製造出某種物質（譬如氫離子）的濃度梯度，再利用這個梯度，將另一種物質沿著與濃度梯度相反的方向運輸，稱做**二級主動運輸**。

　　另外，將兩種物質沿著相同方向運輸的機制，叫做同向運輸（symport）；沿著相反方向運輸的機制，叫做**反向運輸**（antiport）。

　　上述通過細胞膜的運輸，都需透過細胞膜上的**載體蛋白**來進行。葡萄糖、胺基酸、羧酸類分子等維持生物體功能的水溶性物質，都需靠著這些載體蛋白的運輸，才能通過細胞膜。另外，有些載體蛋白可運用化學能，將進入細胞的藥物沿著與濃度梯度相反的方向排出細胞外，這是生物防禦機制的一環，用於排除外來異物（後述）。

　　由載體蛋白負責的運輸，稱做**特殊運輸***。特殊運輸只會運輸某種特定物質（受質）。當濃度很高，運輸速率有一定的極限（達到飽和）。特殊運輸與簡單擴散的差異整理如**表1**。

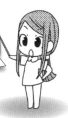

如果某種物質能被特定載體蛋白識別並運輸，那麼該物質就是這種載體蛋白的「受質」。

表1　物質穿過細胞膜時，簡單擴散與特殊運輸的差異

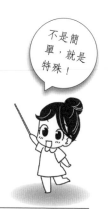

不是簡單，就是特殊！

	簡單擴散	特殊運輸
機制	濃度梯度使物質依物理或化學性質移動	由載體蛋白協助運輸
運輸難度	主要由分子量與脂溶性決定	只會運輸特定物質（受質），有**受質專一性**
物質移動速率	與濃度梯度（膜兩側的濃度差）成正比	濃度很高時，運輸速率有一定極限（飽和）

*嚴格來說，除了載體蛋白負責的運輸之外，透過細胞膜凹陷進行的吞噬作用，也屬於特殊運輸。

2 藥物通過細胞層

　　體內有一層由細胞建構而成的細胞層（消化道上皮、血管內皮、腎小管上皮）等。而物質從一側移動到另一側時可以走的路徑，有進入細胞再從細胞另一側出去的路徑（**跨細胞路徑**），還有通過**細胞間隙**的路徑（**細胞間隙路徑**）（圖4）。

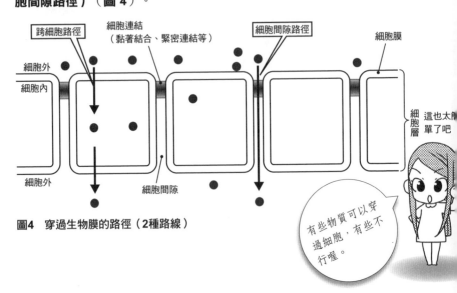

圖4　穿過生物膜的路徑（2種路線）

> 有些物質可以穿過細胞，有些不行喔。

　　藥物通過跨細胞路徑的難易度，除了受藥物的脂溶性程度影響之外，因為各種細胞的載體蛋白各有不同，與藥物（受質）的親和性自然也不一樣，所以載體蛋白也會影響到藥物通過的難度。另一方面，如果走的是細胞間隙路徑，那麼藥物分子越小越容易通過細胞層，不過不同臟器的情況也不太一樣。

3 藥物從血液轉移到臟器

　　如同漫畫中提到的，藥物在體內的移動多是仰賴血液的流動。

 就像街道上的人們會經由道路移動嗎？

 沒錯。如果把臟器比喻成建築物，那麼當一個人從一棟建築物移動到另一棟建築物，原則上都要先走到道路（＝血管）上，再移動過去。藥物在體內移動時也是類似的概念。

因此，分析藥物的分布情況時，藥物從血液移動到臟器的過程十分重要。而藥物從血液移動到臟器時，第一道障壁就是血管的內皮。

要從道路移動到建築物內並不容易耶。

要是在進入建築物之前，就被擋在土地範圍之外，就進不去建築物囉。

　　不同臟器中，血管內皮的結構也有明顯的不同。

　　特別是腦部微血管，為了防止外來異物進入腦部，血管內皮細胞之間會以**緊密連結（tight junction）**的方式緊緊連在一起，所以物質無法透過細胞間隙路徑進入腦部。

　　而且，腦部微血管的內皮細胞，會將闖入內皮細胞的藥物主動排出，送回血管內（**一級主動運輸**）。P- 醣蛋白（P-glycoprotein）就是這套機制中負責排出藥物的代表性載體蛋白。所以說，腦部微血管擁有內皮細胞的緊密連結這個物理性障壁，以及 P- 醣蛋白等分子生物學障壁等 2 種障壁，用來防止外來異物侵入腦部（**圖 5**）。這個障壁就叫做**血腦障壁**（blood-brain

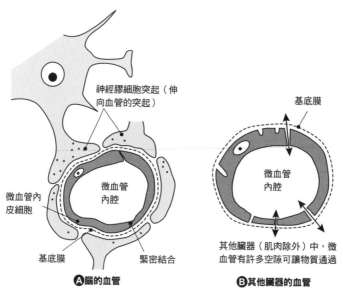

圖5　腦血管與其他臟器的血管

barrier；**BBB**）。

　　另一方面，因為腦的活動需要大量胺基酸與葡萄糖，所以腦部微血管內皮細胞上有許多專一性的載體蛋白能偵測這些分子，從血管中抓出來。

　　相反的，像肝臟這樣的內臟中有許多竇狀微血管。竇狀微血管的內皮細胞之間有許多空隙，即使是分子量很大的物質，也可以輕易移動到血管外。

腦就像是被圍牆圈著的土地耶，貼著「非相關人士禁止進入」的標語，還有P-醣蛋白這個警衛。

沒錯，不過只要是相關人士就一定可以進入喔。相反的，肝臟就像貼著「可自由進出」的建築物前廣場一樣。

　　這裡還有一點要特別注意的是，藥物的**血漿蛋白結合**。藥物會與血液中的**白蛋白**及 α_1 **酸性醣蛋白**等血漿蛋白以一定比例進行可逆結合。這個比例稱做**血漿蛋白結合率**，每種藥物的數值各有不同。

　　而藥物在與血漿蛋白結合的狀態下，無法穿過血管內皮，進入臟器細胞。也就是說，能夠穿過血管內皮細胞空隙的只有「非結合型藥物」（**圖6**）。

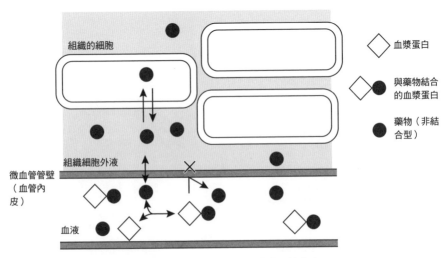

圖6　只有不與血漿蛋白結合的藥物，才能通過血管內皮

這就像是搭車時，不能直接進入建築物占地內一樣吧。

沒錯。搭車直接進入建築物佔地，這種粗魯的行為是不被允許的。
要先在馬路上下車，然後沿著步道走入建築物才行。

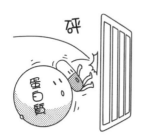
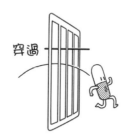

穿過生物膜與組織分布的重點

● 物質可透過三種機制穿過生物體內的生物膜，包括簡單擴散、促進擴散、主動運輸等。其中，促進擴散與主動運輸為代表性的特殊運輸，與膜蛋白中的載體蛋白有關。
● 不同臟器中，血管內皮結構與物質穿透性也各有不同。其中，腦部在防止異物穿過的機制上最為嚴密。
● 藥物在與血漿蛋白結合的狀態下，無法穿過血管內皮進入組織。

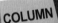

嗜睡與不嗜睡的藥物

　　許多市面上販售的成藥都含有抗組織胺成分，可以緩解花粉症、感冒造成的過敏症狀（抗組織胺藥物）。這些藥物常有「嗜睡」的副作用。不過，同樣是抗組織藥物，也可以分成易嗜睡與不易嗜睡兩種。

　　兩者差異在於藥物的體內動態（**中樞轉移**）。抗組織胺會在末梢神經抑制組織胺作用，但如果這種藥物進入腦部，抑制腦部組織胺作用，就會讓人嗜睡。

　　近年來，中樞轉移性較低，不易嗜睡的**第二代抗組織胺藥物**逐漸普及，取代了易嗜睡的**第一代抗組織胺藥物**（**表2**）。第二代抗組織胺藥物的中樞轉移性之所以比較低，是因為血腦障壁的 P- 醣蛋白可識別這些藥物並將其排出。

　　另外，Diphenhydramine 雖然是第一世代抗組織胺藥，但它卻反過來利用副作用是嗜睡這點，做為助眠藥物販賣（包括商品名「Drewell」等藥物）。

表2　代表性的第一代與第二代抗組織胺藥物（至2021年4月末）

學名*	代表性藥物商品名（處方藥）	說明文件（重要的基本注意事項）中與駕駛汽車有關的文字（底線為作者自行加上）	是否有成藥（OT藥）（包含其他藥物的成分）
第一代（易嗜睡）			
Diphenhydramine	Restamin Kowa	易嗜睡。對病患投予本藥劑時，務必要求病患勿從事駕駛車輛等具危險性的機械操作。	○
Chlorpheniramine	Polaramine		○
Ketotifen	Zaditen		○
Promethazine	Pyrethia		○
第二代（不易嗜睡）			
Azelastine	Azeptin	易嗜睡。對病患投予本藥劑時，務必要求病患勿從事駕駛車輛等具危險性的機械操作。	○
Olopatadine	Allelock		×
Cetirizine	Zyrtec		○
Mequitazine	Zesulan		○
Ebastine	Ebastel	易嗜睡。對病患投予本藥劑時，務必要求病患在進行駕駛車輛等具危險性的機械操作時需特別注意。	○
Epinastine	Alesion		○
Desloratadine	Desalex	（無相關說明）	×
Bilastine	Bilanoa		×
Fexofenadine	Allegra		○
Loratadine	Claritin		○

*名稱省略鹽的部分

第2章

藥物的排除

～誰來排除藥物？～

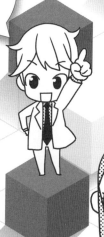

肝與腎是關鍵喔。

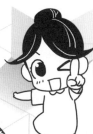

排除藥物的路徑不是只有一條喔。

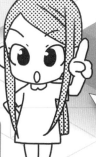

Let's clearance

KEY WORDS

活性代謝產物、清除率、血流量決定速率、固有清除率決定速率、腎排泄、線性過程、臟器固有清除率與臟器清除率、臟器抽提率、代謝、代謝酵素、膽汁中排泄、藥物代謝型細胞色素 P450（CYP）

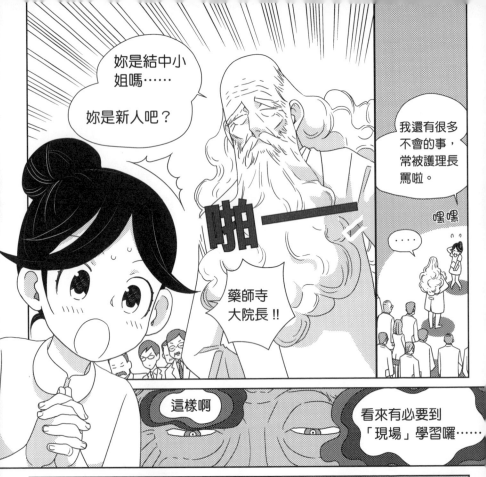

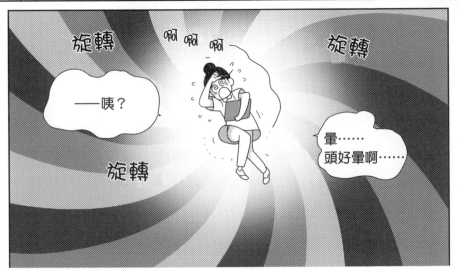

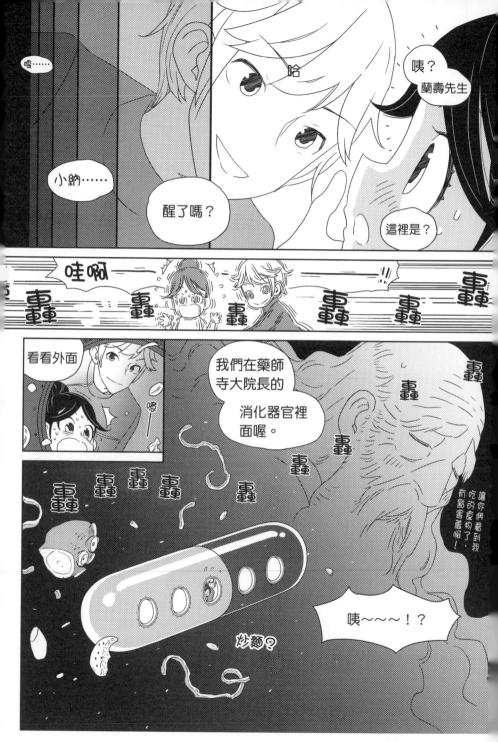

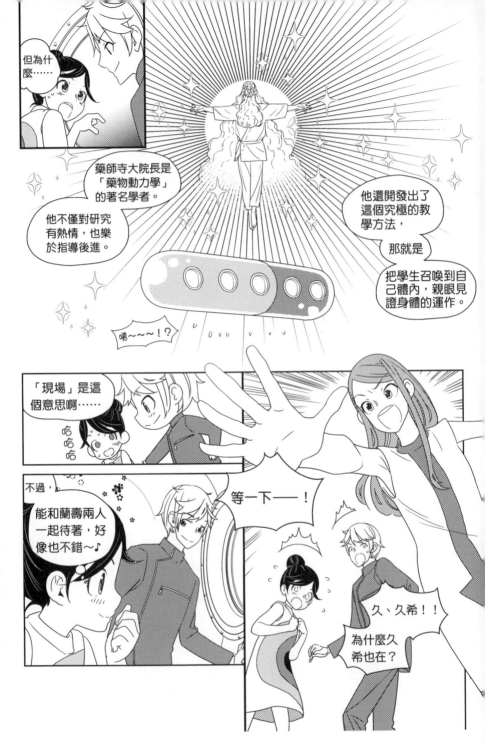

36

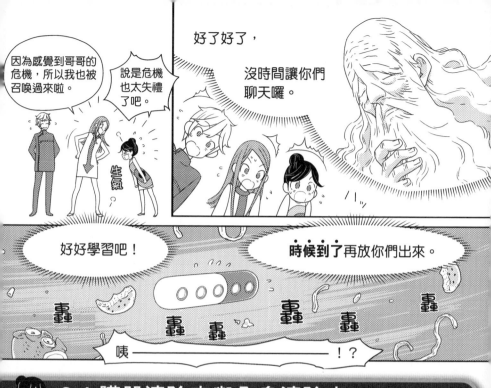

2-1 臟器清除率與全身清除率

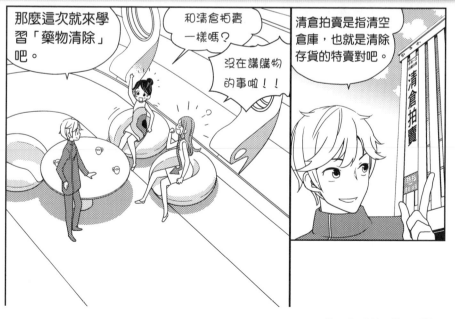

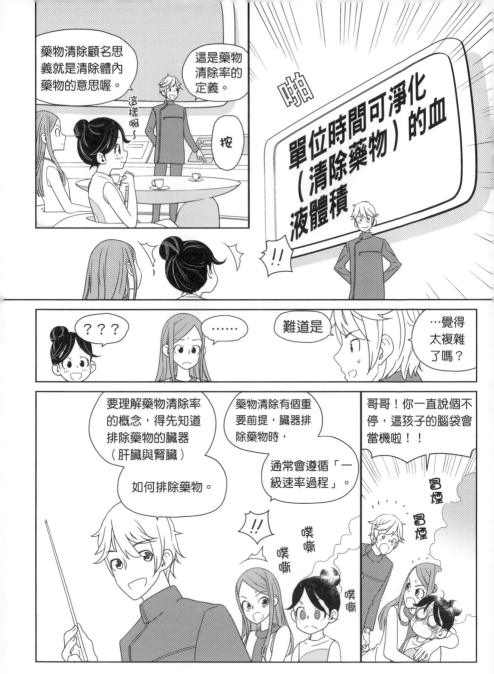

38

OK！！
先從一級速率過程開始說起……

基本上，攝入體內的藥物會隨著時間逐漸減少。

自然界中到處都可以看到「隨著時間減少」這種現象。

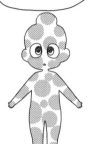

滴答　滴答

滴答

譬如放射性元素嗎。

哦——懂得不少嘛！

甜點…

啊，沒事……

譬如放射性物質就會隨著時間減少。每過一定時間，量就會變為原本的一半。

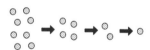

8 → 4 → 2 → 1

也就是說，每過一定時間，就會減少一定比例的量。

※「→」表示經過了使其變為一半的時間（半衰期）。

換個方式來說，

「經過一定時間後，物質的減少量（減少速率）與當時的物質量成正比」，

懂了吧。

寫成數學式就是這樣。

$$\frac{dX}{dt} = -k \cdot X$$

X：物質量，k：比例值（速率常數）

啪

喔！

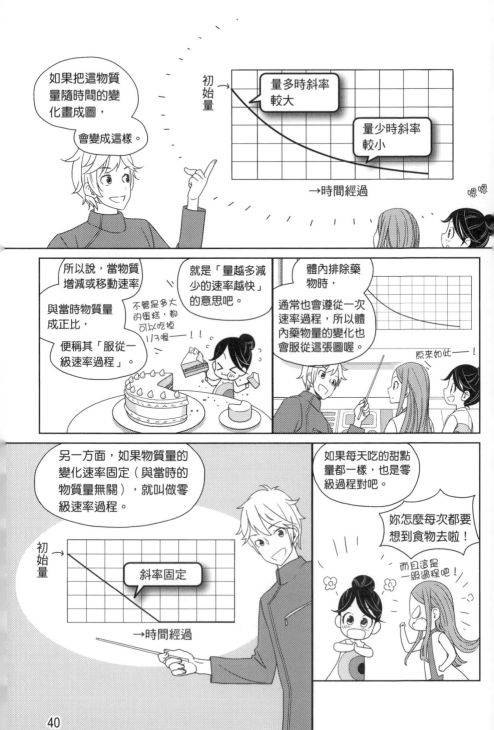

40

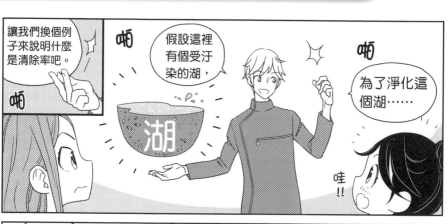

讓我們換個例子來說明什麼是清除率吧。

假設這裡有個受汙染的湖,

為了淨化這個湖……

啪 啪 啪

湖

哇!!

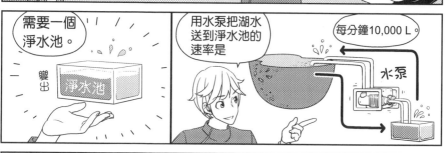

需要一個淨水池。

變出 淨水池

用水泵把湖水送到淨水池的速率是

每分鐘10,000 L。

水泵

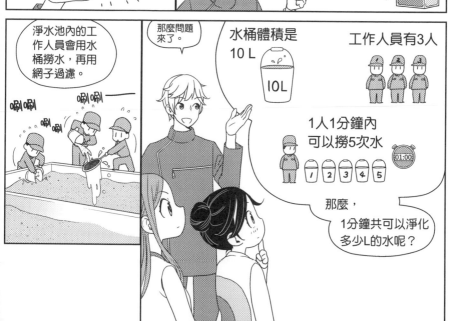

淨水池內的工作人員會用水桶撈水,再用網子過濾。

那麼問題來了。

水桶體積是10 L

工作人員有3人

1人1分鐘內可以撈5次水

01:00

那麼,1分鐘共可以淨化多少L的水呢?

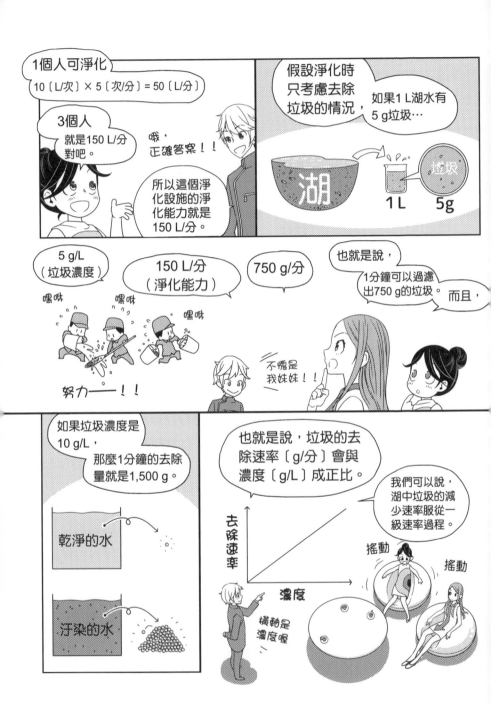

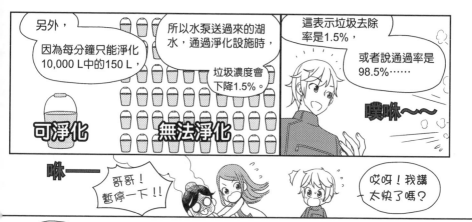

先整理一下吧。

若將這個例子對應到藥物排除過程，那麼「淨化設施的能力」就相當於「臟器清除率」。

寫成式子就是

血中藥物濃度〔mg/L〕× 臟器清除率〔L/時間〕 = 藥物排除速率〔mg/時間〕

用一般藥物動力學的符號，可寫成

$$C_B \cdot CL = -\frac{dX}{dt}$$

（C_B：血液中藥物濃度、CL：臟器清除率、X：體內藥物量）

另外，垃圾去除率與通過率，分別相當於藥物的「臟器抽提率E」與「臟器通過率F」。
而水泵的送液量相當於「臟器血流量Q」。
臟器抽提率E、臟器通過率F、臟器血流量Q，以及臟器清除率CL，有以下關係。

$$E = \frac{CL}{Q}$$

$$F = 1 - E = 1 - \frac{CL}{Q}$$

※臟器清除率有時會以血液中（全血）藥物濃度（C_B）為基準（臟器全血清除率），有時會以血漿中藥物濃度（C_p）為基準（臟器血漿清除率）。事實上，與全血中濃度相比，分析血漿中濃度的案例比較多且較常用，不過這裡為了說明方便，還是先把它當成臟器全血清除率。

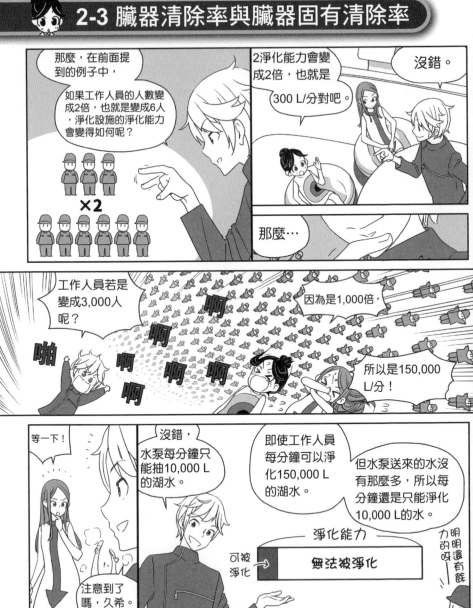

也就是說，淨化設施的淨化能力由「工作人員能力」與「水泵抽水量」的平衡決定。

① 工作人員能力≪水泵抽水量時
淨化設施能力≒工作人員能力

② 工作人員能力≫水泵抽水量時
淨化設施能力≒水泵抽水量

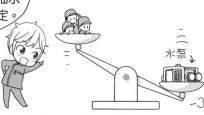

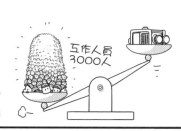

水泵

工作人員3000人

臟器清除率也可以用類似概念來說明。

「淨化設施的淨化能力」相當於「臟器清除率」

「工作人員能力」相當於「（臟器）固有清除率」
〔intrinsic clearance（可寫成 CL_{int}）〕

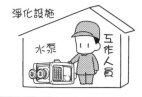

淨化設施
水泵
工作人員

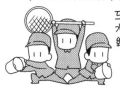

工作人員
水桶
網子

所以說……

肝與腎的臟器清除率，別稱做「肝清除率」「腎清除率」。

就像這樣。

①固有清除率≪臟器血流量時
臟器清除率≒固有清除率

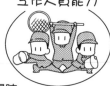

工作人員能力

②固有清除率≫臟器血流量時
臟器清除率≒臟器血流量

工作人員3000人

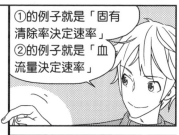

水泵抽水量

那我呢？

①的例子就是「固有清除率決定速率」
②的例子就是「血流量決定速率」

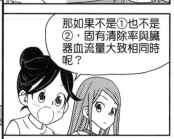

那如果不是①也不是②，固有清除率與臟器血流量大致相同時呢？

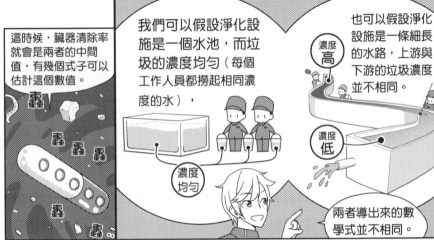

這時候，臟器清除率就會是兩者的中間值，有幾個式子可以估計這個數值。

我們可以假設淨化設施是一個水池，而垃圾的濃度均勻（每個工作人員都撈起相同濃度的水），

濃度均勻

也可以假設淨化設施是一條細長的水路，上游與下游的垃圾濃度並不相同。

濃度高

濃度低

兩者導出來的數學式並不相同。

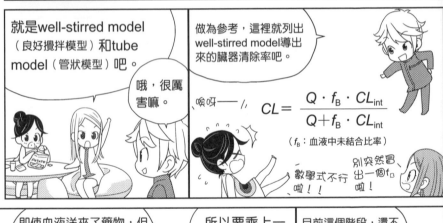

就是well-stirred model（良好攪拌模型）和tube model（管狀模型）吧。

哦，很厲害嘛。

做為參考，這裡就列出well-stirred model導出來的臟器清除率吧。

喉呀——//

$$CL = \frac{Q \cdot f_B \cdot CL_{int}}{Q + f_B \cdot CL_{int}}$$

（f_B：血液中未結合比率）

數學式不行啦！！

別突然冒出一個f_B啦！

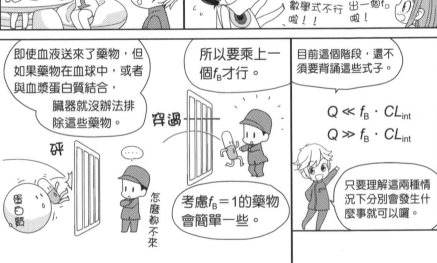

即使血液送來了藥物，但如果藥物在血球中，或者與血漿蛋白質結合，臟器就沒辦法排除這些藥物。

砰

蛋白質

……

怎麼都不來

所以要乘上一個f_B才行。

穿過

考慮$f_B = 1$的藥物會簡單一些。

目前這個階段，還不須要背誦這些式子。

$$Q \ll f_B \cdot CL_{int}$$
$$Q \gg f_B \cdot CL_{int}$$

只要理解這兩種情況下分別會發生什麼事就可以囉。

※參考第1章第30頁

前面的湖水例子中，淨化設施只有一處，

不過，

人體主要的淨化設施有2處。

① ②

肝臟 和 腎 臟？

沒錯，

淨化是肝腎的「重要」功能喔。

…超重要？ 超重要

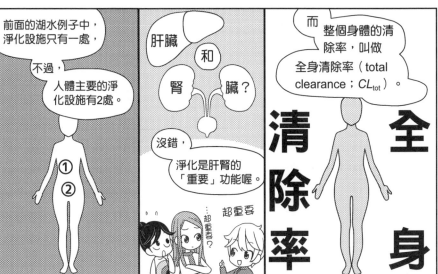

而 整個身體的清除率，叫做全身清除率（total clearance；CL_{tot}）。

全身 清除率

如果

無視肝臟與腎臟以外的臟器貢獻，

那麼全身清除率就是這兩個臟器清除率的加總。

把肝清除率*（hepatic clearance；CL_H）與

腎清除率*（renal clearance；CL_R）加起來就可以囉。

$$CL_{tot} = CL_H + CL_R$$

也就是

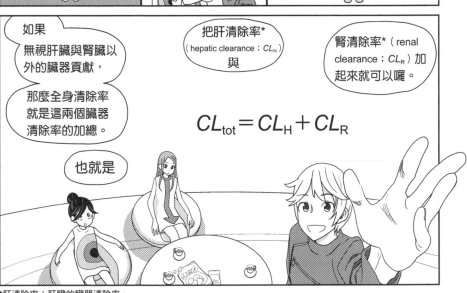

*肝清除率：肝臟的臟器清除率，
腎清除率：腎臟的臟器清除率。

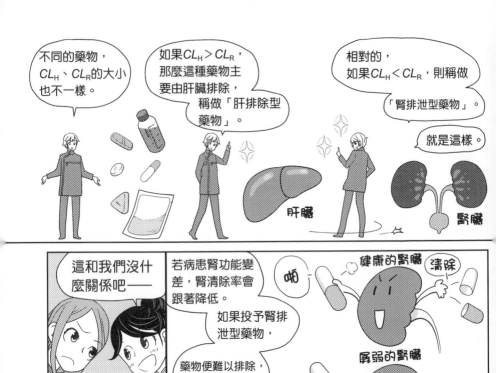

不同的藥物，CL_H、CL_R的大小也不一樣。

如果$CL_H > CL_R$，那麼這種藥物主要由肝臟排除，稱做「肝排除型藥物」。

肝臟

相對的，如果$CL_H < CL_R$，則稱做「腎排泄型藥物」。

就是這樣。

腎臟

這和我們沒什麼關係吧——

並非如此喔。

嘁嘁嘁

若病患腎功能變差，腎清除率會跟著降低。

如果投予腎排泄型藥物，

藥物便難以排除，而會在體內累積，產生嚴重副作用。

所以說，給藥量須依照腎功能調整，

並嚴密監控藥效與副作用才行。

啪—

健康的腎臟

清除

屢弱的腎臟

咻—

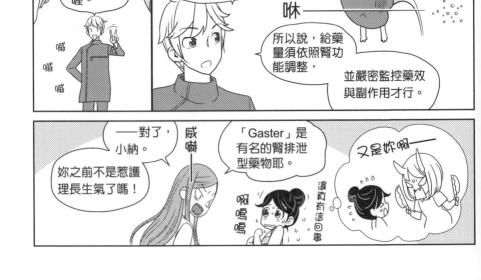

——對了，小納。

威嚇

妳之前不是惹護理長生氣了嗎！

「Gaster」是有名的腎排泄型藥物耶。

啊嗚嗚

還真有這回事

又是妳啊——

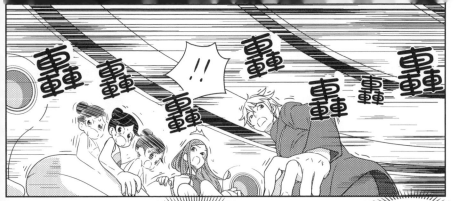

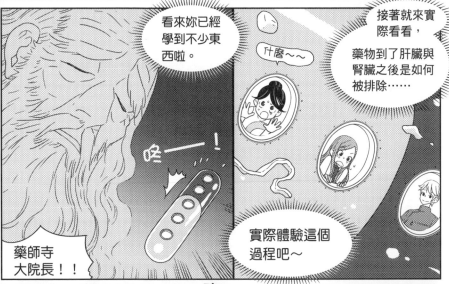

接著就來實際看看，藥物到了肝臟與腎臟之後是如何被排除……

什麼～～

看來妳已經學到不少東西啦。

咚——！

藥師寺大院長！！

實際體驗這個過程吧～

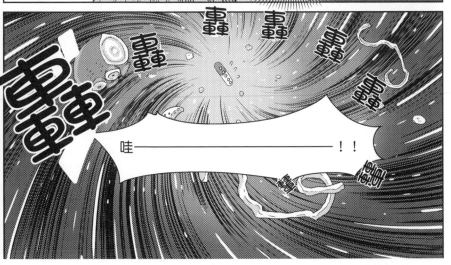

哇————————！！

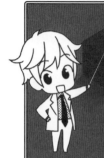
2-5 ● 各個臟器的藥物排除機制

1 腎排泄（腎臟的藥物排除機制）

　　腎臟有許多名為**腎元**的小單位。**圖 1** 為單一腎元的橫剖面示意圖，簡單說明了藥物的腎排泄過程。

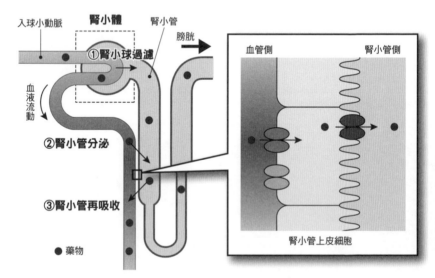

圖1　腎元結構與藥物的腎排泄機制

由圖 1 可以看出，腎元連接了血管系統與腎小管系統，透過①腎小球過濾、②腎小管分泌、③腎小管再吸收這三個過程，以尿液排除藥物。

①腎小球過濾

腎小體由腎小球與鮑氏囊組成。腎小球就像微血管的「毛球」一樣，鮑氏囊則像袋子般包裹著這個毛球。腎小球就像「篩子」一樣，血液通過時會被過濾，再由鮑氏囊接下濾過的血液。約有 1/5 的血漿會進入鮑氏囊，這個過程稱做**腎小球過濾**。過濾出來的原尿會從鮑氏囊流進腎小管。

健康成人的**腎小球過濾率**（glomerular filtration rate；**GFR**）約為每分鐘 100 ～ 150 mL。腎小球過濾過程中，小分子物質（電解質、糖等）會與血漿一同通過腎小球，形成原尿；血漿中的蛋白質則幾乎不會通過，所以原尿中幾乎不含蛋白質。

 藥物又會如何呢？

 這個問題問得很好。幾乎所有藥物（小分子藥物）都會與電解質及糖一起通過腎小球，進入原尿中。不過，與血漿蛋白結合的藥物（蛋白結合型藥物）則不會進入原尿中。

 要是腎臟出問題的話，尿液中就會出現蛋白質了吧。

 沒錯。特別是慢性腎小球腎炎的病患，尿蛋白含量會顯著上升。

 腎小球過濾率（GFR）每分鐘100～150 mL，表示腎小球的藥物清除率也是100～150 mL／分嗎？

 可惜不對喔，因為這樣沒有考慮到與血漿蛋白結合的藥物。要再乘上蛋白質未結合比率（f_p），得到「$f_p \times$ GFR」，才是腎小球過濾所貢獻的藥物清除率。

②腎小管分泌

　　腎小管由一層腎小管上皮細胞構成，外面有微血管網包圍著。如果藥物可以穿過腎小管上皮細胞層，就有可能從微血管轉移到腎小管的尿液中。事實上，腎小管上皮細胞有多種可運輸藥物的載體蛋白。因此某些藥物除了會在腎小球過濾時進入尿液，也會從血液中分泌至腎小管，再以尿的形式排出體外。這個過程叫做**腎小管分泌**。

所以用尿排泄藥物的機會有2次是吧？

沒錯。當然，也存在某些物質會被腎小球過濾到尿液，卻不會透過腎小管分泌進入尿液中。

唔，譬如呢？

菊糖（Inulin，幾乎可100%濾過腎小球的水溶性膳食纖維）就是個代表性的例子。我們可以利用菊糖的這個性質，測量腎的GFR。

那藥物通過腎小球之後又會如何呢？

接著就讓我們來看看這點吧。

③腎小管再吸收

　　腎小球濾出原尿至腎小管後，微血管會再度吸收腎小管的水分，濃縮尿液，同時回收原尿中的鈉等電解質、葡萄糖等生物必須物質至血液中。

　　水分被回收後，尿液被濃縮，尿液中的藥物濃度也跟著提高。這會造成腎小管原尿的藥物濃度比血液中的藥物濃度還要高。如此一來，部分易穿過生物膜（分子量小、脂溶性高）的藥物就會以簡單擴散的方式，經跨細胞路徑，從尿液回到血液中。這個過程叫做**腎小管再吸收**（**表1**）。

　　另外，也有某些藥物會透過簡單擴散以外的路徑（特殊輸送）再吸收回血液中。

表1　藥物的腎排泄機制

過程	藥物移動方向	特徵
腎小球過濾	血液→尿	物理性過濾。與蛋白質結合的藥物無法通過。
腎小管分泌	血液→尿	穿過細胞層進入腎小管。主要由載體蛋白進行。
腎小管再吸收	尿→血液	與上述兩個過程方向相反。

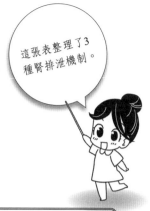

這張表整理了3種腎排泄機制。

2-6 ● 肝臟的藥物排除機制

從藥物排除的觀點來看，肝臟負責「代謝」與「膽汁中排泄」這兩種功能。

1 （肝）代謝

藥物動力學中，**代謝**（metabolism）指的是藥物在生物體內改變化學結構的過程。體內許多臟器都有代謝藥物的能力，不過其中最重要的代謝器官是肝臟。肝臟的細胞（肝細胞）內有多種可以代謝藥物的酵素（**代謝酵素**），一種藥物在代謝後會生成多種物質（代謝物）。過程中可能有多種酵素參與，一種酵素也可能會產生多種代謝物。

代謝的反應形式十分多樣，大致上可以分成氧化、還原、加上某些官能基的**第一相反應**，以及與水溶性生物成分（糖等）結合的**接合反應（第二相反應）**。

多數情況下，經代謝後的藥物，水溶性會增加，使其更容易藉由尿液與膽汁排出。另外，藥物經代謝後通常會失去**藥理活性**（做為藥物的功效），但也有某些藥物反而是在代謝後才會產生有藥理活性的代謝物（**活性代謝物**）。

藥物代謝型細胞色素 P450（cytochrome P450；CYP）是第一相反應中代表性的藥物代謝酵素。藥物代謝型細胞色素 P450 有很多種，譬如CYP1A2、CYP2C9、CYP2C19、CYP2D6、CYP2E1、CYP3A4、CYP3A5 等，每種細胞色素可代謝的分子與代謝路徑各不相同（圖2）。

對於一種藥物而言，如果它的肝代謝與多種代謝酵素有關，那麼我們必須瞭解這些酵素中貢獻最多的代謝酵素（**主代謝酵素**）。

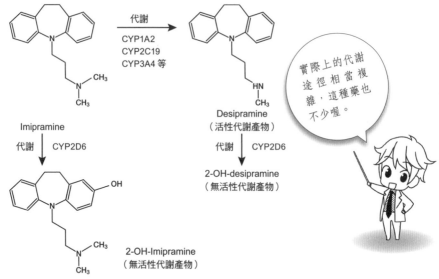

圖2 藥物代謝型細胞色素P450參與的氧化代謝之一例
（三環系抗憂鬱藥「Imipramine」的代謝途徑）

（看著圖2）咦，沒想到結構那麼多樣化。

這個例子中，妳認為Imipramine的主代謝酵素是什麼呢？

圖中有CYP1A2、CYP2C19、CYP3A4、CYP2D6……，看不出哪個才是主要的耶。

是啊，就化學角度而言，Imipramine會在多種不同藥物代謝型細胞色素P450的作用下，代謝成2-OH-Imipramine，光從圖中資訊，無法判斷主代謝酵素是哪個。從這個角度看來，小納的回答沒有錯喔。
不過，代謝途徑中有Desipramine這個活性代謝產物。而擁有活性的兩個物質（Imipramine與Desipramine）皆會被CYP2D6氧氧化，代謝成無活性的代謝產物。

你的意思是，從藥物治療的角度來看，Imipramine的主代謝酵素應該是CYP2D6是嗎？

正是如此。

第二相反應（接合反應）能以接合分子的種類，分成葡萄糖醛酸接合、硫酸接合、甘胺酸接合、麩胱甘肽接合等各種不同形式的反應，負責各種反應的酵素也各有不同。

另外，若要由肝臟代謝藥物，必須讓藥物順著血液轉移到肝細胞才行。某些水溶性藥物的代謝途徑中，載體蛋白會影響藥物轉移到肝臟的速率，進而影響之後的代謝速率。

2 膽汁中排泄

肝細胞可製造膽汁，分泌至肝細胞間的微膽管（**圖 3**）。微膽管會陸續匯合成膽管，將膽汁排出至消化道。肝細胞分泌膽汁時，也會將肝細胞製造出來的代謝產物（特別是接合代謝物）經由膽汁排泄出來。某些血液中的藥物或代謝產物，就會透過膽汁排泄（膽汁中排泄）。

與腎排泄不同，易透過膽汁中排泄的藥物中，包含了分子量較大的物質（分子量約 500 ~ 1000 左右）。另外，腎臟的腎小球過濾只是單純的物理性過濾，不過膽汁中排泄是經由跨細胞路徑排出物質，所以和載體蛋白密切相關。

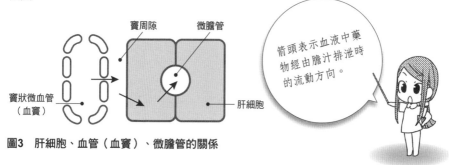

竇周隙　　微膽管

竇狀微血管（血竇）

肝細胞

箭頭表示血液中藥物經由膽汁排泄時的流動方向。

圖3　肝細胞、血管（血竇）、微膽管的關係

⊕ 藥物排除機制的重點

● 藥物的尿中排泄由腎臟負責，包括「腎小球過濾」「腎小管分泌」「腎小管再吸收」等三個過程。

● 肝臟是藥物代謝過程中很重要的器官。

● 藥物代謝可分成第一相反應與第二相反應。第一相反應的藥物代謝過程中，藥物代謝型細胞色素 P450 是一種負責氧化代謝的重要酵素。

● 一部分的藥物會透過肝臟分泌至膽汁中，藉此排出體外（膽汁中排泄）。

以體外（in vitro）試驗方式評估藥物代謝

我們可以透過臨床實驗結果，推斷肝臟會將某種藥物**代謝**到什麼程度。不過，在開發藥品的初期，我們沒辦法透過臨床實驗評估候補藥物的特性。

因此，科學家們開發出了各式各樣的方法，讓我們能在不進行臨床實驗的情況下評估藥物的肝臟代謝。對活體動物或人類投予藥物進行的實驗，叫做 *in vivo* 實驗，在試管內進行的實驗則稱做 *in vitro* **實驗**（**表2**）。進行藥物代謝相關實驗時，我們會希望縮小 *in vivo* 實驗規模，盡可能透過 *in vitro* 實驗評估藥物代謝效率。

一個 *in vitro* 藥物代謝實驗方法，是先從人類肝臟細胞中取出**微粒體**，再用這些微粒體來評估藥物代謝效率。另外，我們也可以透過生物科技方法，用大腸菌製造人類的代謝酵素，再用這些酵素（**重組酵素**）評估藥物代謝效率。

近年來，除了肝代謝之外，包括有藥物載體蛋白參與的藥物運輸在內的各種藥物動力過程（基本過程），都可透過 *in vitro* 實驗評估藥效。不過，*in vitro* 實驗畢竟只是在試管內設法重現生物體內反應，反應條件與生物體內環境不一定完全相同。因此用 *in vitro* 實驗結果定量預測 *in vivo* 的藥物動力狀態〔**稱做** *in vitro to in vivo* **外推**（**IVIVE**）〕，並沒有那麼簡單。

表2　藥物動力學用到的實驗種類

實驗名稱	念法	原意	意義
in vitro實驗	in-vi-tro	在試管中	在試管內模擬生物反應
in vivo實驗	in-vi-vo	在生物體中	以動物或人類的個體評估
in silico實驗	in-si-li-co	在矽中	用電腦計算模擬
in situ實驗	in-si-tu（in-sai-tu）	在原本位置	在組織或細胞原本的位置（生物體內）觀察、評估其狀態
ex vivo實驗	ex-vi-vo	在生物體外	從原本的位置取出臟器或組織，觀察評估其狀態

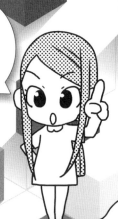

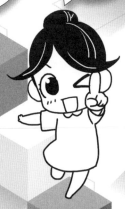

第3章

藥物動力學模型

～由數理模型學習藥物動力學～

想像成一個箱子吧。

這樣計算上就簡單多了！

Simple is Best！

EY WORDS

反覆投藥、格式模型、單次投藥、非線性藥物動力、藥物動力參數（C_{max}、C_{min}、AUC、Css、t_{max}、$t_{1/2}$、k_a、k_e、V_d、F 等）、Sawchuk-Zaske 法、TDM

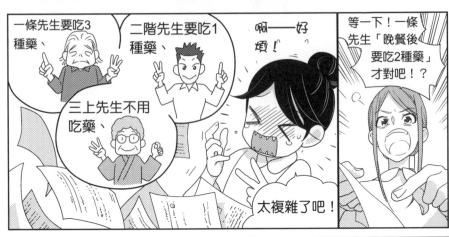

一條先生要吃3種藥、

二階先生要吃1種藥、

三上先生不用吃藥、

啊——好煩！

太複雜了吧！

等一下！一條先生「晚餐後要吃2種藥」才對吧！？

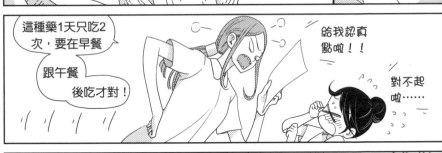

這種藥1天只吃2次，要在早餐

跟午餐後吃才對！

給我認真點啦！！

對不起啦……

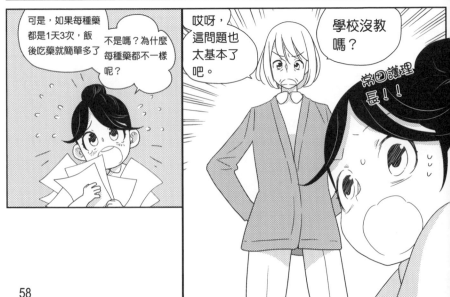

可是，如果每種藥都是1天3次，飯後吃藥就簡單多了

不是嗎？為什麼每種藥都不一樣呢？

哎呀，這問題也太基本了吧。

學校沒教嗎？

常田護理長！！

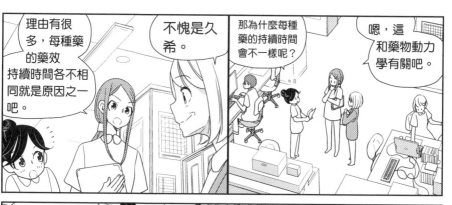

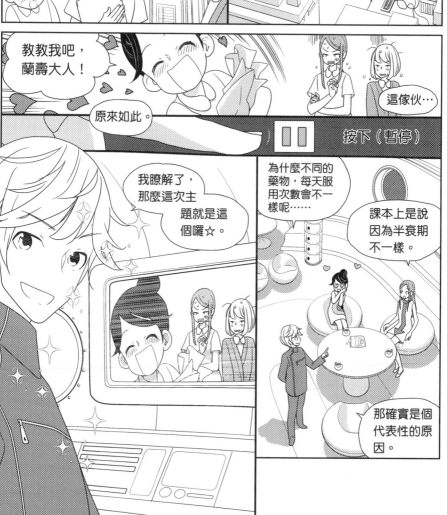

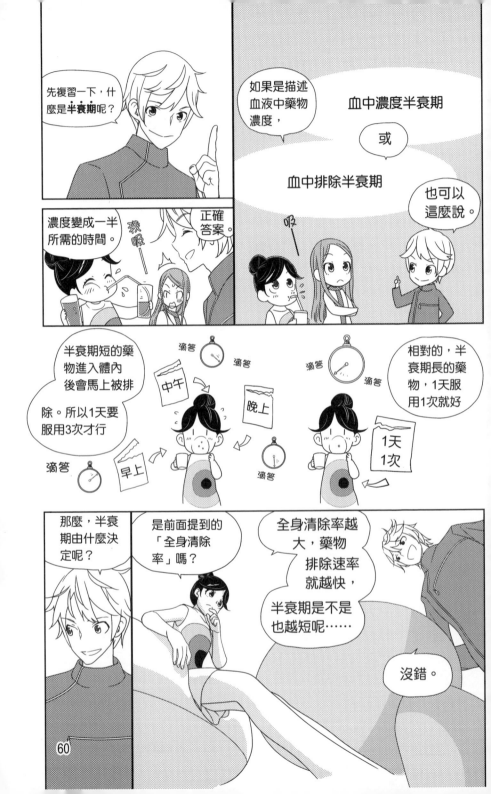

先複習一下，什麼是**半衰期**呢？

如果是描述血液中藥物濃度，

血中濃度半衰期

或

血中排除半衰期

也可以這麼說。

吸

濃度變成一半所需的時間。

吸吸！

正確答案。

半衰期短的藥物進入體內後會馬上被排除。所以1天要服用3次才行

滴答
滴答
中午
晚上
滴答
早上

滴答
滴答

相對的，半衰期長的藥物，1天服用1次就好

1天1次

那麼，半衰期由什麼決定呢？

是前面提到的「全身清除率」嗎？

全身清除率越大，藥物排除速率就越快，

半衰期是不是也越短呢……

沒錯。

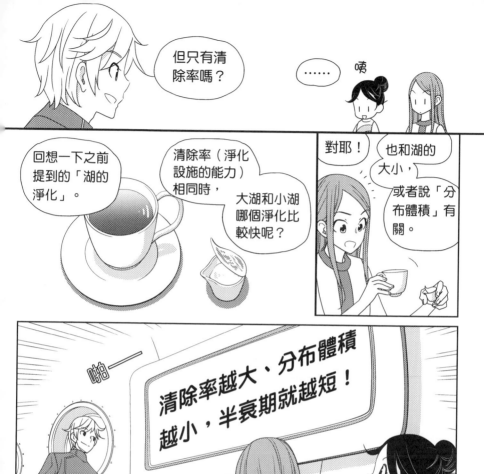

但只有清除率嗎?

……唉

回想一下之前提到的「湖的淨化」。

清除率(淨化設施的能力)相同時,

大湖和小湖哪個淨化比較快呢?

對耶!

也和湖的大小,

或者說「分布體積」有關。

啪—

清除率越大、分布體積越小,半衰期就越短!

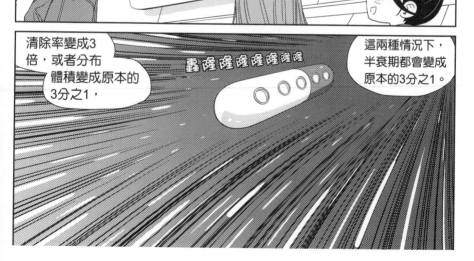

清除率變成3倍,或者分布體積變成原本的3分之1,

轟隆隆隆隆隆隆

這兩種情況下,半衰期都會變成原本的3分之1。

第 3 章 藥物動力學模型　61

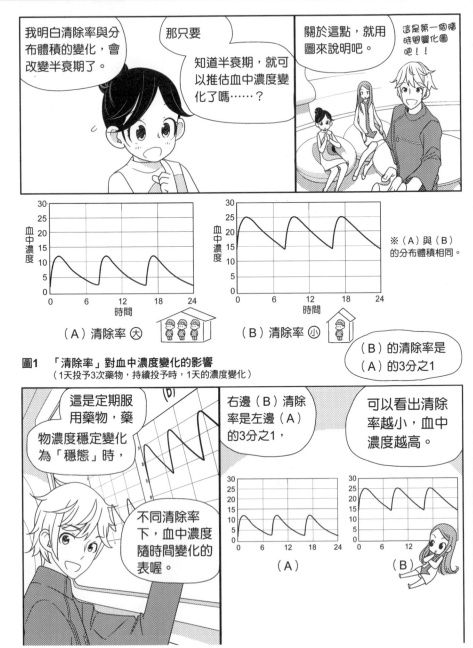

圖1　「清除率」對血中濃度變化的影響
（1天投予3次藥物，持續投予時，1天的濃度變化）

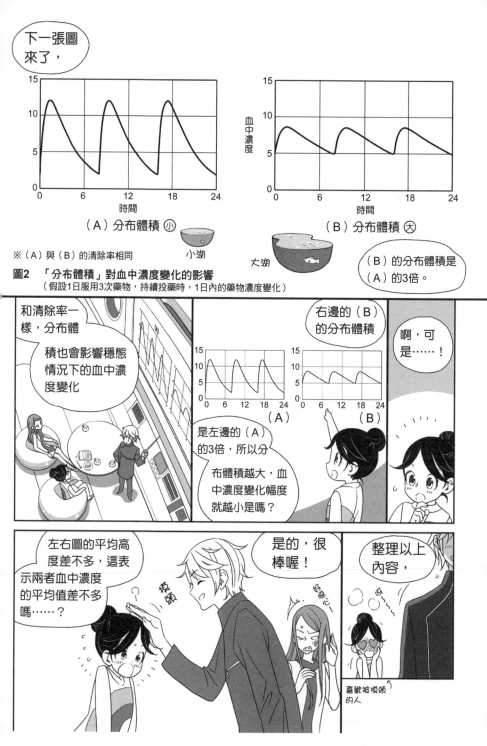

圖2 「分布體積」對血中濃度變化的影響
（假設1日服用3次藥物，持續投藥時，1日內的藥物濃度變化）

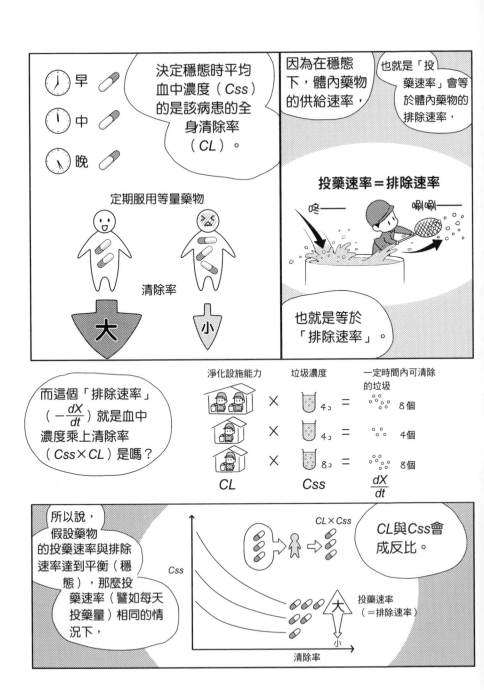

也就是說，投藥速率固定的話，穩態下的平均血中濃度（Css）由全身清除率（CL）決定。

$$Css = 投藥速率 \div CL$$

是這樣吧。

就是這樣。

要注意的是，分布體積（V_d）不會影響穩態下的平均血中濃度（Css）。

嗯？那不就表示，不管是比較嬌小的人，還是比較高大的人，

穩態下的平均血中濃度都一樣嗎？為什麼呢？

分布體積是體內藥物量與血中濃度的比例值不是嗎？

分布體積越小，不就表示平均血中濃度比較高嗎…？

會這麼想也是情有可原。

考慮靜脈注射（瞬間靜脈投藥）當下的實際情況。

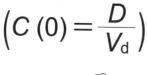

$$\left(C(0) = \frac{D}{V_d} \right)$$

此時體內藥物量等於投藥量D，所以

血中濃度C(0)等於投藥量D除以分布體積V_d。

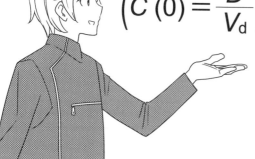

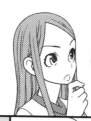

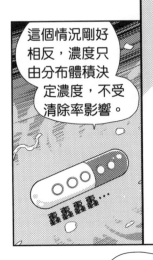

這個情況剛好相反，濃度只由分布體積決定濃度，不受清除率影響。

口服劑的情況就像圖2那樣，如果只看口服投藥當下的最高血中濃度（C_{max}），

那麼分布容積越小，濃度越高對吧。

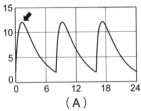

（A）

（B）

越來越混亂了……

咻——

即使清除率相同，

小……小納？

血中濃度越高，一定時間內排除的藥物量也越多。

從這點思考應該就可以理解了。

所以說，分布體積越小，濃度的上下波動就越大。

噗嘶噗嘶

緊張緊張……

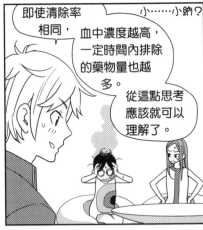

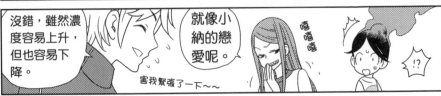

沒錯，雖然濃度容易上升，但也容易下降。

就像小納的戀愛呢。

害我緊張了一下～～

嘻嘻嘻

!?

66

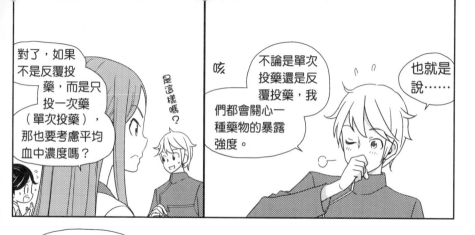

一般我們會用這個做為藥物的體內暴露程度指標。

AUC
（血中濃度—時間曲線下面積）
area under the concentration curve

就是這樣！

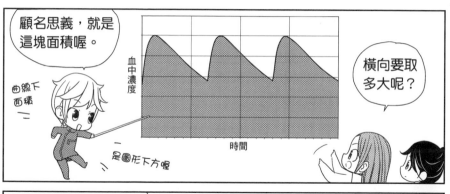

顧名思義，就是這塊面積喔。

血中濃度

曲線下面積 ＝

是圖形下方喔

時間

橫向要取多大呢？

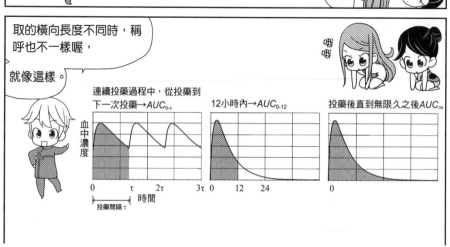

取的橫向長度不同時，稱呼也不一樣喔，

就像這樣。

哦哦

連續投藥過程中，從投藥到下一次投藥→$AUC_{0-\tau}$

血中濃度

0　　τ　　2τ　　3τ

投藥間隔 τ　　時間

12小時內→AUC_{0-12}

0　　12　　24

投藥後直到無限久之後 AUC_∞

0

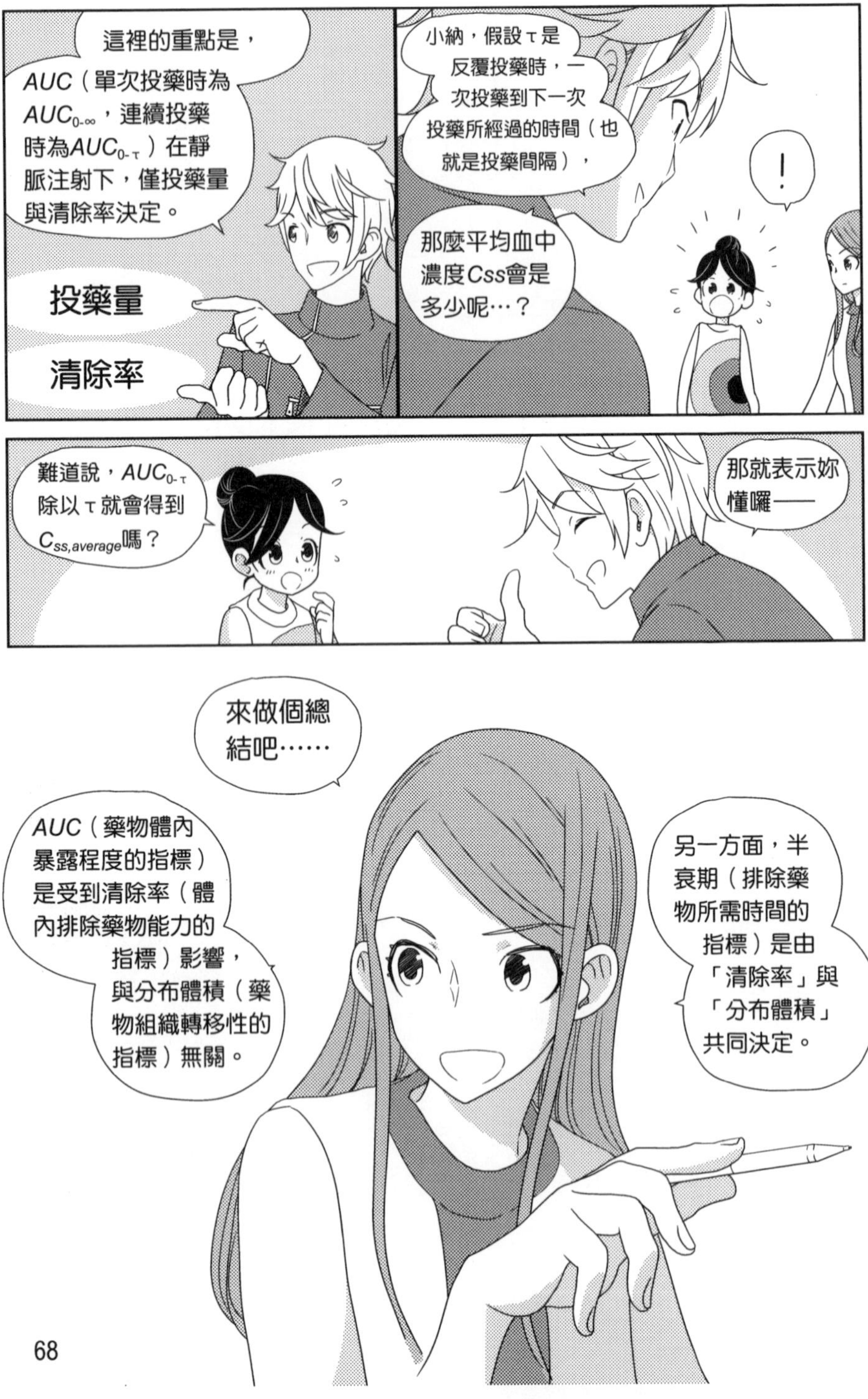
這裡的重點是，AUC（單次投藥時為AUC0-∞，連續投藥時為AUC0-τ）在靜脈注射下，僅投藥量與清除率決定。
投藥量
清除率
小納，假設τ是反覆投藥時，一次投藥到下一次投藥所經過的時間（也就是投藥間隔），
那麼平均血中濃度Css會是多少呢…？
!
難道說，AUC0-τ除以τ就會得到Css,average嗎？
那就表示妳懂囉——
來做個總結吧……
AUC（藥物體內暴露程度的指標）是受到清除率（體內排除藥物能力的指標）影響，與分布體積（藥物組織轉移性的指標）無關。
另一方面，半衰期（排除藥物所需時間的指標）是由「清除率」與「分布體積」共同決定。

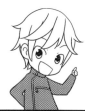

做得很好！

$$AUC = \frac{D}{CL}$$

總之先寫成數學式吧。

AUC：血中濃度—時間曲線下面積

D：投藥量

CL：清除率（若為靜脈內投藥，則是全身清除率CL_{tot}；若為口服投藥，則是CL_{po}）

哎呀呀，又是數學式！！

砰！

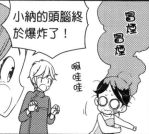

小納的頭腦終於爆炸了！

啊哇哇

冒煙冒煙

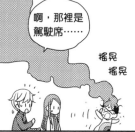

啊，那裡是駕駛席……

搖晃搖晃

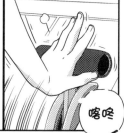

喀咚

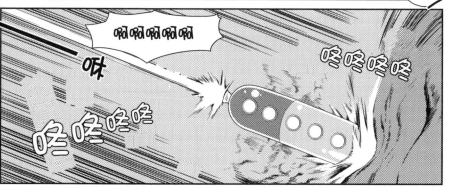

啊啊啊啊啊啊

咚咚咚咚

咚咚咚咚

哪

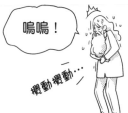

嗚嗚！

攪動攪動…

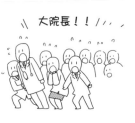

大院長！您沒事吧！？

大院長！！

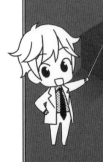

人體結構相當複雜，細究體內藥物行為（移動或變化）並沒有那麼容易。為求方便，藥物動力學會將身體分成幾個隔室（compartment，區塊），將藥物的行為單純化。讓我們來看看這種叫做「隔室模型」（compartment model）的方法吧。

3-3 ● 單隔室模型

1 靜脈內投藥後

在漫畫中，我們用湖與淨化設施的模型來描述體內藥物濃度**隨時間的變化**。藥物動力學中，將體內藥物存在位置稱做**隔室**，將身體分成許多假想的隔室（相當於湖與淨化設施例子中的「湖」），並用函數來表示存在於隔室內藥物量隨時間的變化。

最單純的隔室模型是將全身視為單一隔室（也就是假設體內藥物的所有分布區域為單一隔室）的**單隔室模型**。

這個單隔室模型不一定要與實際生理狀況完全相同。大體而言，如果要討論的是只在血液中分布的藥物，可假設「隔室＝循環血液」；如果是分布於血中與組織內細胞外液的藥物，可假設「隔室＝循環血液＋細胞外液」。

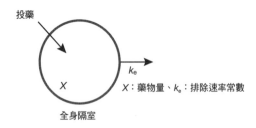

圖3 表示藥物體內動態的單隔室模型

圖3中，X是存在於隔室內（也就是體內）的藥物量，k_e是隔室內藥物的排除速率常數。如同漫畫中提到的，體內藥物多服從一級速率過程，所以這裡也假設藥物會服從一級速率過程，k_e為一級速率常數。

　　為了描述X隨時間的變化，試考慮隔室內的物質量平衡。一級速率過程中，物質量的減少速率與當時的物質量成正比（比例值為k_e），隔室內一定時間內的物質增減可以用下列式①（**物質量平衡式**）來表示。

$$\frac{dX}{dt} = -k_e \cdot X \tag{①}$$

（X：物質量、k_e：速率常數）

　　等號左邊為「物質量的變化速率」，右邊為「（比例值）×（當時的物質量）」。

抱歉在妳呆掉的時候打擾妳，這個之前已經講過了喔。

真的嗎？

請回去看第2章。

我可以再教一次喔。

等一下，別太寵她啦。

只是再談一下這數學式的後續啦！首先從解式①的微分方程式開始。

微微微、微分！？

解式①的微分方程式後，可以得到下列式②。

$$X(t) = X(0) \cdot e^{-k_e \cdot t} \tag{②}$$

（$X(0)$：$t = 0$時的體內藥物量）

瞬間靜脈投藥時，$X(0)$ 以投藥量 D 代入，可以得到投藥後體內藥物量隨時間變化的方程式。其中，實際測量到的數值並不是物質量，而是血中濃度，所以等號兩邊要除以分布體積 V_d，得到式③。

$$C_P\,(t)\,=\frac{D}{V_d}\,\cdot\,e^{-k_e\cdot t} \tag{③}$$

（C_p：血漿中濃度，V_d：分布體積）

式③是藥物在瞬間靜脈投藥後，血中藥物濃度隨時間變化的方程式。
此時，藥物排除半衰期 $t_{1/2}$ 可以寫成下列式④。

$$t_{1/2}=\frac{\ln 2}{k_e}\fallingdotseq\frac{0.693}{k_e} \tag{④}$$

（$\ln x = \log_e x$，自然對數）

另外，如果用清除率來表示，那麼藥物排除速率可以表示成清除率乘上濃度，故物質量平衡式可寫成式⑤。

$$\frac{dX}{dt}\,=-CL_{tot}\cdot C_p \tag{⑤}$$

（CL_{tot}：全身清除率）

由於 $C_p\cdot V_d = X$，故可將 C_p 置換成 $\dfrac{X}{V_d}$，得到式⑥。

$$\frac{dX}{dt}=-\frac{CL_{tot}}{V_d}\cdot X \tag{⑥}$$

比較式①與式⑥。可以得到下列式⑦。接著將式⑦代入式④，可以得到式⑧。由此可以知道半衰期與分布體積成正比，與清除率成反比。

$$k_e=\frac{CL_{tot}}{V_d} \tag{⑦}$$

$$t_{1/2}\fallingdotseq\frac{0.693\cdot V_d}{CL_{tot}} \tag{⑧}$$

2 口服投藥後

那麼，口服投藥時又會如何呢？消化道內未吸收的藥物，與已散布全身的藥物，必須視為存在於不同的隔室才行，如下方**圖 4** 所示。

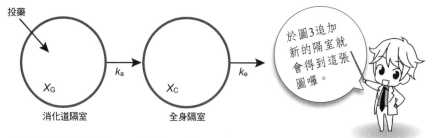

圖4 以單隔室模型說明藥物口服投藥後在體內的動向

在這個模型中，體內[*1]的藥物僅分布 1 個隔室，故仍屬於「單隔室模型」。另外，這裡可假設圖 4 的模型中，藥物從 X_G 轉移到 X_C 的過程為一級吸收速率（k_a：**吸收速率常數**），稱做**一級吸收單隔室模型**。

各個隔室的物質量平衡式如下式⑨（a）（b）所示（假設生體可用率為100%）。

$$\frac{dX_G}{dt} = -k_a \cdot X_G \qquad\qquad\qquad ⑨（a）$$

$$\frac{dX_C}{dt} = k_a \cdot X_G - k_e \cdot X_C \qquad\qquad\qquad ⑨（b）$$

式⑨（b）等號右邊的第 1 項表示藥物從消化道流入隔室的量，等於式⑨（a）的等號右邊（但正負號相反）。式⑨（b）等號右邊的第 2 項則表示全身排除的藥物量，等於式①的等號右邊。

將初始條件（$t = 0$ 時，$X_G = D$、$X_C = 0$）代入這個聯立方程式求解，並將等號兩邊除以分布體積 V_d，便可得到單次口服投藥後，血中藥物濃度隨時間變化的方程式⑩[*2]。

$$C_p = \frac{D}{V_d} \cdot \frac{k_a}{k_a - k_e} \left(e^{-k_e \cdot t} - e^{-k_a \cdot t} \right) \qquad\qquad ⑩$$

[*1] 藥物在消化道，尚未吸收進入全身循環，視為未進體內。
[*2] 設生體可用率為100%時的方程式。

另外，假設以投藥時間間隔 τ 反覆投藥，使濃度維持穩態，那麼血中濃度如式⑪所示*。

$$C_p = \frac{D}{V_d} \cdot \frac{k_a}{k_a - k_e} \left(\frac{e^{-k_e \cdot t}}{1 - e^{-k_e \cdot \tau}} - \frac{e^{-k_a \cdot t}}{1 - e^{-k_a \cdot \tau}} \right) \qquad ⑪$$

（其中 $t \le \tau$）

 第62～63頁的圖1、圖2等血中濃度隨時間改變的圖形，就是依照式⑪畫出來的喔。

 原來如此。

◆ **有些進階（但很重要）的補充**

單隔室模型將全身視為「單一隔室」。

這個模型中，可視為屬於單一隔室的區域，指的是「藥物濃度『可迅速達到平衡』的組織」。以**圖5**為例，②臟器 A 與③臟器 B 的藥物濃度變化，與①血液中藥物濃度變化在時間上幾乎沒有先後差異，所以我們可以假設它們屬於單一隔室。

另一方面，④臟器 C 的濃度變化略比其他組織還要延後了一些，故須假設它屬於另一個隔室。

單隔室模型假設「包含血液在內的全身，屬於單一隔室」。換言之「組織的藥物濃度與血液中藥物濃度可以迅速達成平衡」，或者說「血中藥物濃度出現變動時，組織中的藥物濃度也會依一定比例變動」（不須假設分布於全身的藥物「濃度皆相同」）。

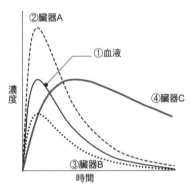

圖5 可視為單一隔室的組織（①～③）與不可視為單一隔室的組織（④）

＊ 設生體可用率為100%時的方程式。

74

　　本節內容可能稍微有些困難，不過藥物動力學模型在實際臨床上的應用十分重要，即使是簡單讀過，當做是感受藥物動力學的氣氛也好，請別錯過這節內容。

　　前面的章節中，我們沒有提出實際例子，僅以理論說明相關內容。但如果有實際數值，說明和理解應該都能更順利，所以以下將以實例說明。

真期待。　我、我也是！　放輕鬆點就可以囉。

　　在決定某些藥物的投藥量時，會測量藥物在病患血液中的濃度，以決定最適投藥量，這個過程叫做 **TDM**（Therapeutic Drug Monitoring；**藥物血中濃度監測**）。胺基糖苷類抗生素是其中一個例子。胺基糖苷類抗生素須在一天內進行數次瞬間靜脈投藥，測定投藥後不久的濃度（**最高血中濃度 C_{max}**）與投藥前濃度（**最低血中濃度 C_{min}**）。如果 C_{max} 不夠高，就無法發揮藥效；但如果 C_{max} 或 C_{min} 過高，會提高副作用的風險，所以 C_{max} 與 C_{min} 皆須維持在適當濃度。譬如 Gentamicin 的 C_{max} 最好在 15 ～ 25 mg/L 之間、C_{min} 最好不要大於 2 mg/L。投藥時應依照這個標準設定劑量。

　　胺基糖苷類抗生素的 TDM 流程如下所示。

（1）反覆投藥數次後，測定 C_{max} 與 C_{min}。

↓

（2）由 C_{max} 與 C_{min} 計算該病患的 CL 與 V_d。

↓

（3）計算能使病患的 C_{max} 與 C_{min} 達到目標值的投藥量（單次量）與投藥間隔。

↓

（4）依照計算出來的投藥計畫投藥。

↓

（5）有需要時再回到（1）。

以下是前頁（2）（3）計算的概略說明。胺基糖苷類抗生素的體內動態可以用單隔室模型說明。因此，我們可以用前面提到的知識來設計投藥方式。

這裡假設 1 次投藥 50 mg，1 日投藥 3 次（間隔 8 小時），血中藥物濃度的實際測定值為 C_{max}=9.5〔mg/L〕、C_{min}=2.8〔mg/L〕。

從（2）開始看起，考慮 C_{max} 與 C_{min} 的差（也就是投藥後濃度上升量）。由分布體積的概念可以知道，體內藥物量的增加量 ΔX（也就是投藥量 D）如下：

$$D=（C_{max}-C_{min}）\cdot V_d \tag{⑫}$$

由此可求出病患的 V_d。

本例 V_d 如下：

$$V_d=\frac{D}{C_{max}-C_{min}}=\frac{50〔mg〕}{9.5-2.8〔mg/L〕}=7.46〔L〕$$

另外，血中藥物濃度會以指數函數降低，故將血中濃度變化畫在對數座標上時，斜率絕對值就是病患的排除速率常數 k_e。

$$k_e=\frac{\ln\left(\dfrac{C_{max}}{C_{min}}\right)}{t_{max}-t_{min}}=\frac{\ln\left(\dfrac{C_{max}}{C_{min}}\right)}{\tau} \tag{⑬}$$

這個例子中，可以算出排除速率常數如下。

$$k_e=\frac{\ln\left(\dfrac{9.5}{2.8}\right)}{8}=0.153〔/時間〕$$

若有必要，我們還可以利用第 72 頁的式⑦，由 k_e 與 V_d 求出病患的全身清除率 CL_{tot}。

再來是（3），設定 C_{max} 下限值與 C_{min} 上限值之比值的目標值的對數（譬如 Gentamicin 可設為 $\frac{20〔mg/L〕}{2〔mg/L〕}=10$ 等）。以這個數值與病患的排除速率常數 k_e，求出必要的最短投藥間隔 τ_{min}。

在這個例子中，設定 $\frac{C_{max}}{C_{min}}=10$〔倍〕，由 $\tau_{min}=\frac{\ln(10)}{k_e}$ 可以知道，τ_{min} = 15 小時。

接下來，選擇一個不小於 τ_{min} ^{（※）}的最小 τ 做為現實的投藥間隔（譬如 8、12，24、48 小時等）。

這個例子中，每隔 15 小時投藥一次並不實際，所以選擇 $\tau=24$〔小時〕，也就是 1 天投藥 1 次。

透過選擇的 τ 值與病患的 k_e 值，由式⑬選擇適當的 C_{max} 與 C_{min} 組合，決定式⑫的一次投藥量。

這個例子中，$\tau=24$〔小時〕，故 C_{max} 與 C_{min} 的比為 $\frac{C_{max}}{C_{min}}=e^{k_e \cdot t} \fallingdotseq 39$。為了滿足這個條件，設定 $C_{max}=19.5$、$C_{min}=0.5$ 的組合，可以得到一次投藥量為 $V_d \cdot (C_{max}-C_{min})$，約 140 mg。

這種由 C_{max} 與 C_{min} 測定值計算出病患的 V_d 與 k_e（以及 CL_{tot}），再依此設計適當投藥計畫的方法，叫做 **Sawchuk-Zaske 法**。

※審訂註：視藥物特性，為了縮小血中濃度波動幅度，可能會選擇「不大於」tau 的值作為給藥區間。

3-5 ● 二隔室模型

　　某些藥物的血中濃度變化無法以單隔室模型表示。如果將這種藥物的血中濃度變化畫在對數圖上，可以看到排除速率分成兩個不同的「相」（phase），顯示出**二相性**，這種藥物必須用**二隔室模型分析**（**圖6**）。

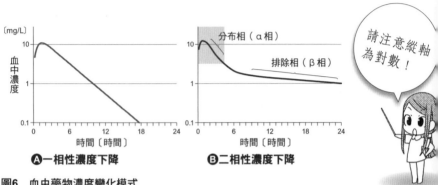

請注意縱軸為對數！

圖6　血中藥物濃度變化模式

　　圖6（A）為單隔室模型，（B）則不是單隔室模型。而且，實際的二相性藥物中，可能因為血中濃度變化的觀測時間過短，或者測定敏感度不夠，而觀測不到排除相，只觀測到分布相，使研究人員誤以為該藥物適用於單隔室模型，故須特別注意〔譬如研究人員可能只觀察到圖6（B）的網底部分〕。

　　觀測二相性藥物的血中濃度變化時，須注意有些組織內的藥物濃度無法迅速與血液達成平衡，而是需要時間使藥物能在組織內擴散開來。也就是說，血中藥物濃度於投藥後初期迅速下降，主要原因可能不是因為身體排除了這些藥物，而是因為藥物從血液轉移到了血液以外的分布組織，這個時期叫做**分布相**（或是 **α 相**）。自體內排除藥物的階段，則是第 2 相（稱做**排除相**或 **β 相**）。若要以模型描述這樣的藥物體內動態，須假設全身由兩個隔室組成。

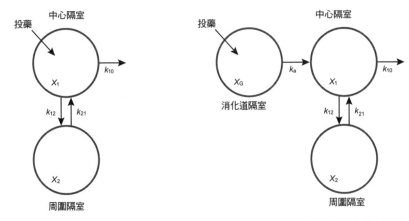

Ⓐ二隔室模型（靜脈內投藥）　　**Ⓑ二隔室模型（口服一級吸收）**

圖7　二隔室模型的例子

　　如**圖 7** 所示，假設身體由兩個隔室構成，一個是血液以及能與血液迅速達成平衡的**中心隔室**，以及藥物濃度變化與中心隔室之間有不可忽視之時間差的**周圍隔室**。解兩個隔室的物質量平衡式，就可以推導出血中濃度變化的預測式（詳細情況請參考教科書）。

　　有些藥物的排除還會呈現三相性（較早的分布相〔 α 相〕、較晚的分布相〔 β 相〕、**消失相〔 γ 相〕**）。推論這種藥物在血中的濃度變化時，須假設體內存在「中心隔室」「分布較快的隔室」（但和中心隔室還是有時間差）「分布較慢的隔室」等三個隔室才行，稱做**三隔室模型**。

即使是排除時呈現二相性或三相性的藥物，如果藥物排除時間短到難以觀察到血中濃度變化，或者排除相的血中濃度低於可觀測最小數值，那麼就無法觀測到真正的消失相。

藥物說明文件中提到的半衰期，也不一定是排除相的半衰期，可能是分布相的半衰期啊。

要多加注意才行呢。

要牢記圖6的概念喔。

3-6 ● 非線性藥物動力

至此，我們提到分布體積、清除率等藥物的基本參數時，都會假設它們在同一位病患中是常數。換言之，我們假設分布體積、清除率皆為固定數值，與投藥量或投藥間隔無關。

然而，某些藥物的血中濃度上升時，清除率可能會下降，或者分布體積會改變，所以這些參數（速率常數）不能被視為常數。實際臨床案例中，將投藥量增為 2 倍時，血中濃度也不一定會變成 2 倍。抗癲癇藥 Phenytoin 就是一個例子。Phenytoin 在 1 天內的投藥量，與穩態下血中濃度 Css 的關係如圖 8 所示。一般藥物的 1 日投藥量與 Css 會成正比，不過 Phenytoin 的血中濃度上升時，清除率會下降，所以投藥量與 Css 不會成正比。

這類案例稱做**非線性藥物動力狀態**。當藥物呈現非線性藥物動力狀態，前面提到的各種常數不再是常數，而是血中濃度的函數，處理上複雜許多，不在本書中說明。

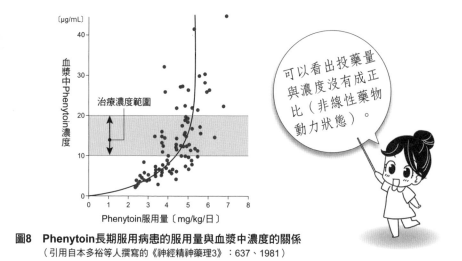

圖8　Phenytoin長期服用病患的服用量與血漿中濃度的關係
（引用自本多裕等人撰寫的《神經精神藥理3》：637、1981）

🎯 藥物動力學模型的重點

●分布體積與清除率皆為決定藥物血中濃度變化的重要因素。

● AUC 與 Css 皆為藥物對身體的暴露程度指標。

● AUC 與 Css 僅由投藥量與清除率決定，不受分布體積的影響*。

●瞬間靜脈投藥後，藥物的血中濃度（的上升幅度）僅由投藥量與分布體積決定，不受清除率的影響*。

●藥物的排除半衰期與分布體積成正比，與清除率成反比*。

＊不過在非線性藥物動力狀態的藥物中並不成立。

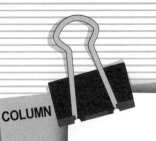

非線性最小平方法是什麼？

前面介紹的分布體積（V_d）、全身清除率（CL_{tot}）、吸收速率常數（k_a）等係數，稱做**藥物動力參數**。

使用藥物動力狀態的模型函數（譬如本章的式③、⑩、⑪）時，只要知道各個模型函數的藥物動力參數值，就可以計算出藥物的血中濃度變化。相對的，要知道各個藥物動力參數分別是多少，就必須實際測量藥物血中濃度，並套入適當的模型函數中才行。本章便介紹了如何透過實際的血中濃度測定值，求出 2 個藥物動態參數（V_d、CL_{tot}），稱做 Sawchuk-Zaske 法。解這個聯立方程式（2 個濃度與測定時間的關係式），便可求出 2 個未知數（V_d、CL_{tot}）。這裡使用的模型函數（式③）是（等號兩邊分別取對數）一次函數，所以計算時只要求出通過 2 點的直線方程式就好，數學上相當簡單。不過，有些模型函數相當複雜，如果參數數目比測定值數目還要多，就無法用數學方式（解析方式）得到聯立方程式的解。這時候，我們會用數值方法計算出適當的參數，得到與實際血中濃度變化（多個測定值）最為貼近的血中濃度模型函數。此時就會用到**非線性最小平方法**。

非線性最小平方法中，我們會設定一個貼近觀測結果的非線性模型函數，使觀測值與函數值之差（**殘差**）的平方和（**殘差平方和**）最小，藉此決定模型函數係數，是一種數值解析法。另外，使用非線性最小平方法時，我們會假設測定值有誤差，且誤差呈常態分配。統計學上，使殘差平方和最小的參數組合，就是最佳推論值。因為這是針對「非線性」函數，求出使殘差平方「最小」之參數的方法，所以稱做非線性最小平方法。

第**4**章

消化道吸收藥物並送至全身

~瞭解內服藥物與注射藥物的差異~

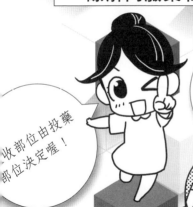

吸收部位由投藥部位決定喔！

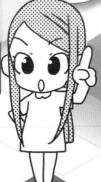

口服投藥時，吸收部位是消化道！

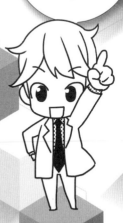

隨著藥物種類的不同，進入體內循環的藥物量也不一樣喔。

KEY WORDS

首渡效應、生物藥劑學分類系統（**BCS**）、生體可用率、速率決定過程（溶解、胃排空、穿過膜）

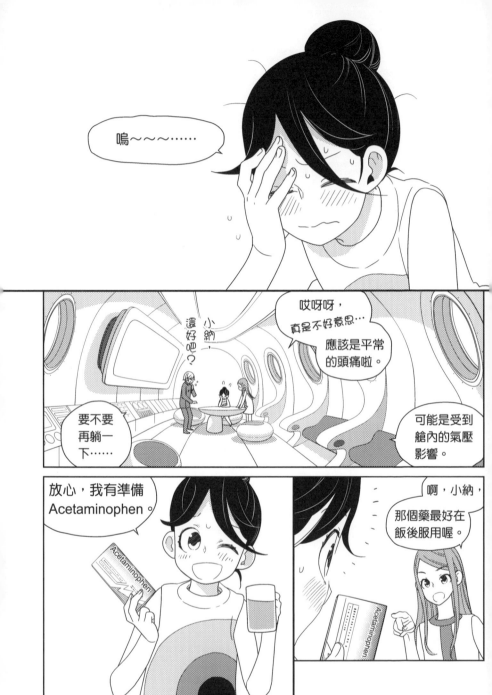

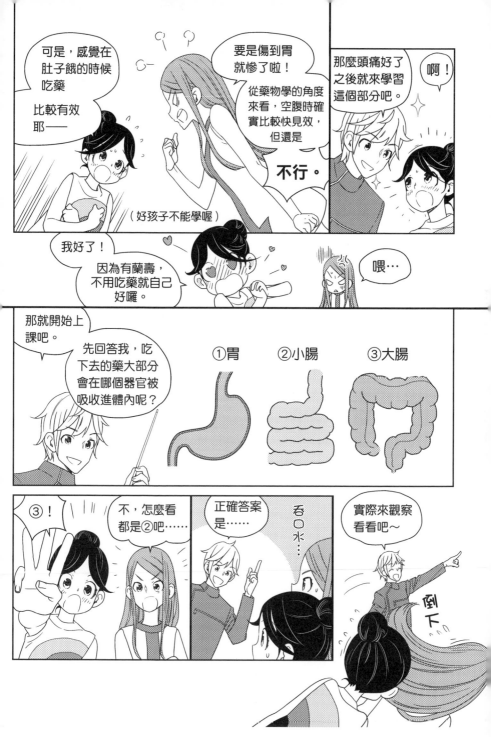

現在藥師寺大院長正在服藥。

吞下。

呵呵——

藥物正在通過食道。

接下來是胃。

衝進～～！

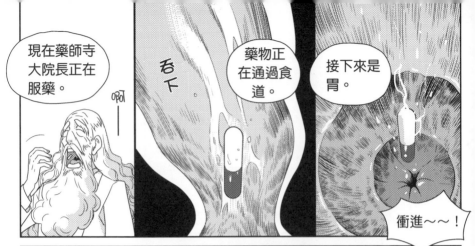

在胃中，藥物會與胃液等相互混在一起，被融化成黏稠狀。

融化

接著被送到小腸。

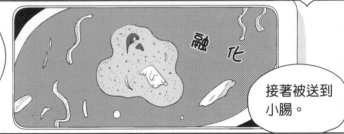

啊，就是這個……

小腸開始吸收融化的藥了！

沒錯！答案是②。

哎呀～～～！

當然囉！

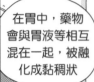

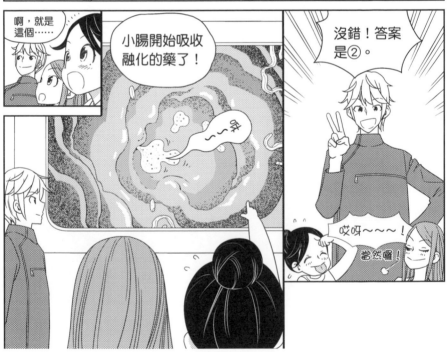

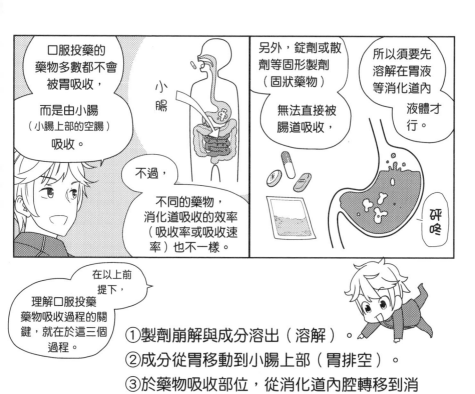

口服投藥的藥物多數都不會被胃吸收，

而是由小腸（小腸上部的空腸）吸收。

小腸

不過，

不同的藥物，消化道吸收的效率（吸收率或吸收速率）也不一樣。

另外，錠劑或散劑等固形製劑（固狀藥物）

無法直接被腸道吸收，

所以須要先溶解在胃液等消化道內液體才行。

砰咚

在以上前提下，

理解口服投藥藥物吸收過程的關鍵，就在於這三個過程。

①製劑崩解與成分溶出（溶解）。
②成分從胃移動到小腸上部（胃排空）。
③於藥物吸收部位，從消化道內腔轉移到消化道上皮（穿過腸細胞膜、吸收）。

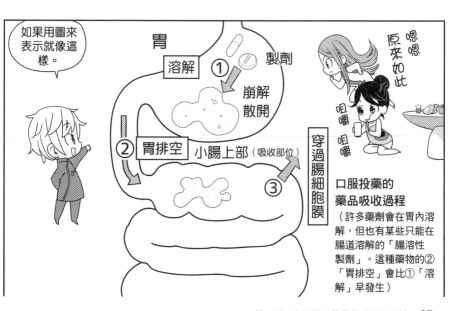

如果用圖來表示就像這樣。

胃

溶解 ① 製劑

崩解散開

② 胃排空 小腸上部（吸收部位）

③ 穿過腸細胞膜

嗯嗯 原來如此

咀嚼 咀嚼

口服投藥的藥品吸收過程

（許多藥劑會在胃內溶解，但也有某些只能在腸道溶解的「腸溶性製劑」。這種藥物的②「胃排空」會比①「溶解」早發生）

下一題！

①②③中，哪個在空腹與飯後的速率差最多？

① 溶解

② 胃排空

③ 穿過腸細胞膜

繼續來觀察這些現象吧。

還要再吃嗎？

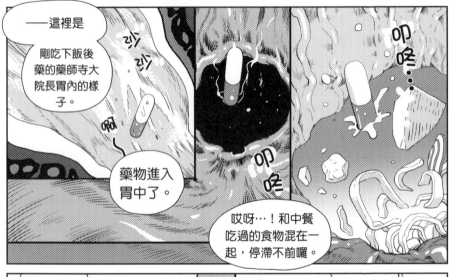

——這裡是

剛吃下飯後藥的藥師寺大院長胃內的樣子。

藥物進入胃中了。

哎呀…！和中餐吃過的食物混在一起，停滯不前囉。

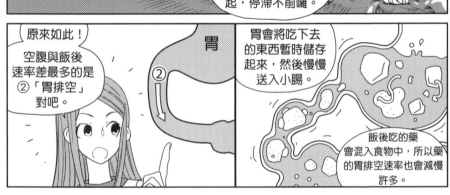

原來如此！

空腹與飯後速率差最多的是②「胃排空」對吧。

胃

②

胃會將吃下去的東西暫時儲存起來，然後慢慢送入小腸。

飯後吃的藥會混入食物中，所以藥的胃排空速率也會減慢許多。

88

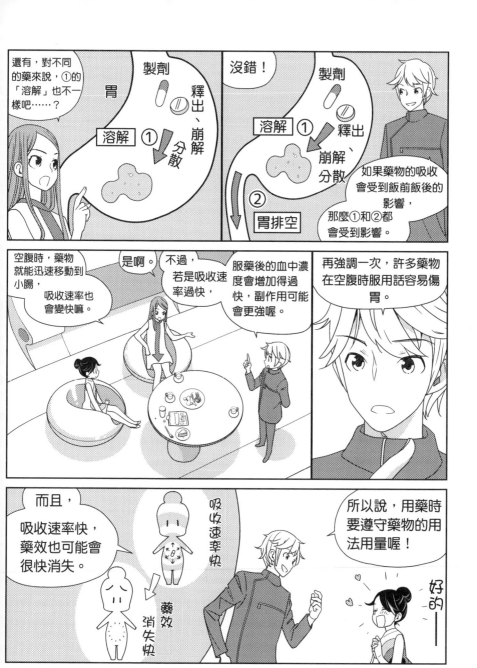

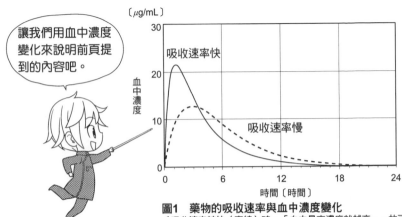

圖1 藥物的吸收速率與血中濃度變化

〔吸收速率較快（實線）時，「血中最高濃度就越高」。故可想像得到，「效果越早出現，就越快消失」〕

※本圖並非特定藥品的吸收速率。

這是假設其他條件不變（全身清除率、分布體積、腸吸收率等）時計算出來的圖表喔。

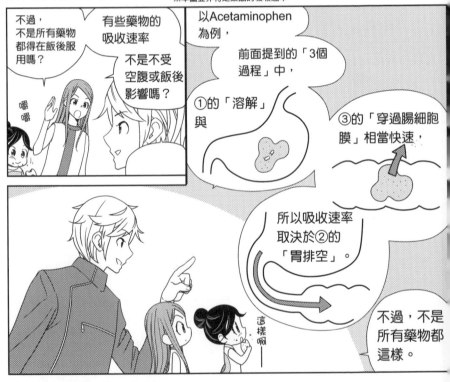

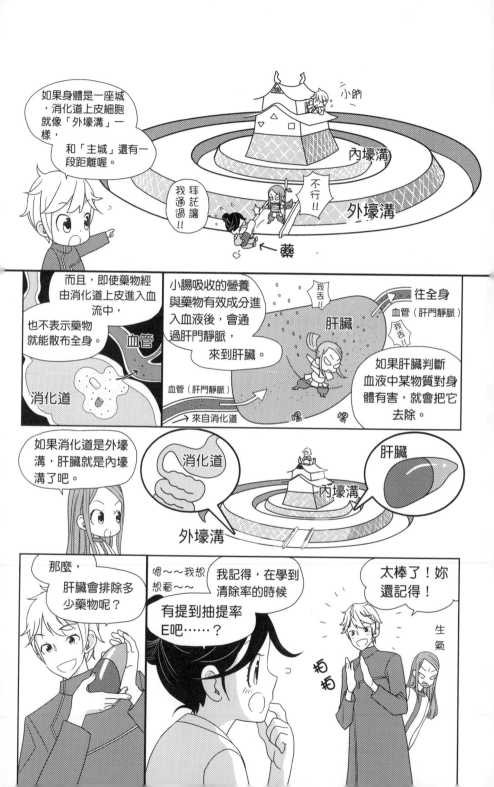

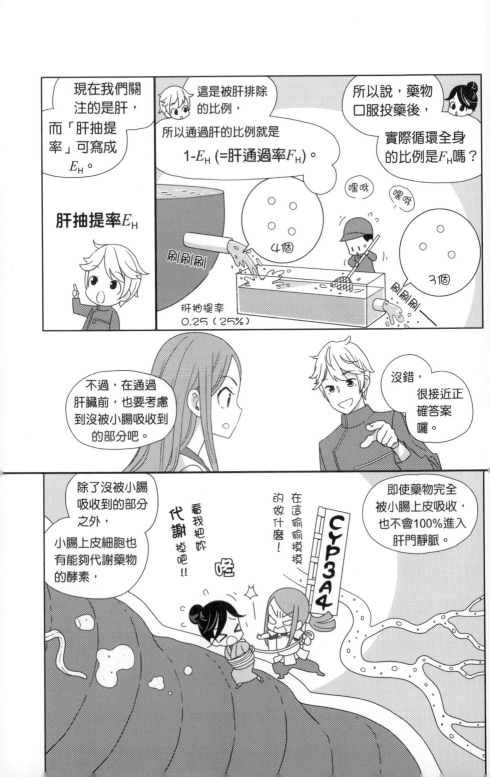

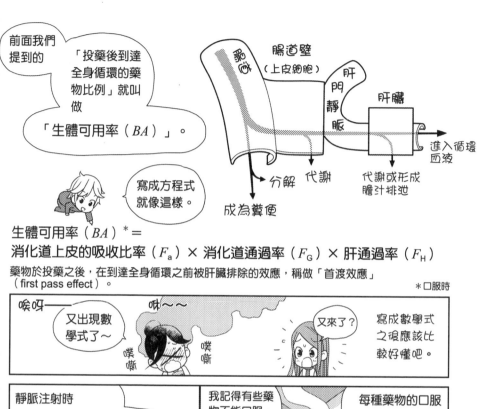

前面我們提到的「投藥後到達全身循環的藥物比例」就叫做「生體可用率（*BA*）」。

腸道壁（上皮細胞）

肝門靜脈

肝臟

進入循環血液

分解 代謝

成為糞便

代謝或形成膽汁排泄

寫成方程式就像這樣。

生體可用率（*BA*）* =
消化道上皮的吸收比率（F_a）× 消化道通過率（F_G）× 肝通過率（F_H）

藥物於投藥之後，在到達全身循環之前被肝臟排除的效應，稱做「首渡效應」（first pass effect）。

*口服時

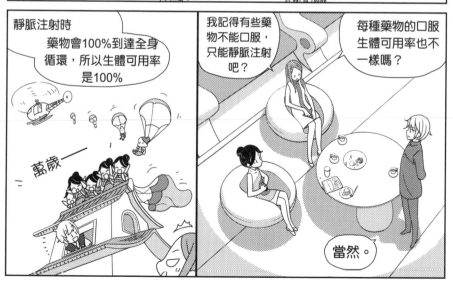

喉呀—— 又出現數學式了～

噗嘶

呀～～

噗嘶

又來了？

寫成數學式之後應該比較好懂吧。

靜脈注射時
藥物會100%到達全身循環，所以生體可用率是100%

萬歲——

我記得有些藥物不能口服，只能靜脈注射吧？

每種藥物的口服生體可用率也不一樣嗎？

當然。

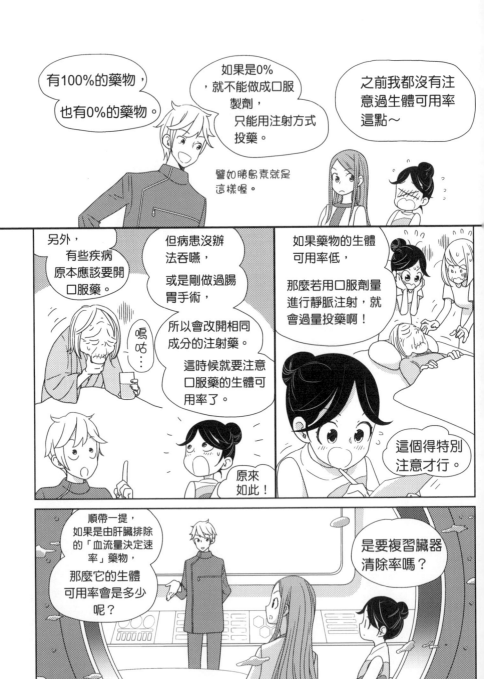

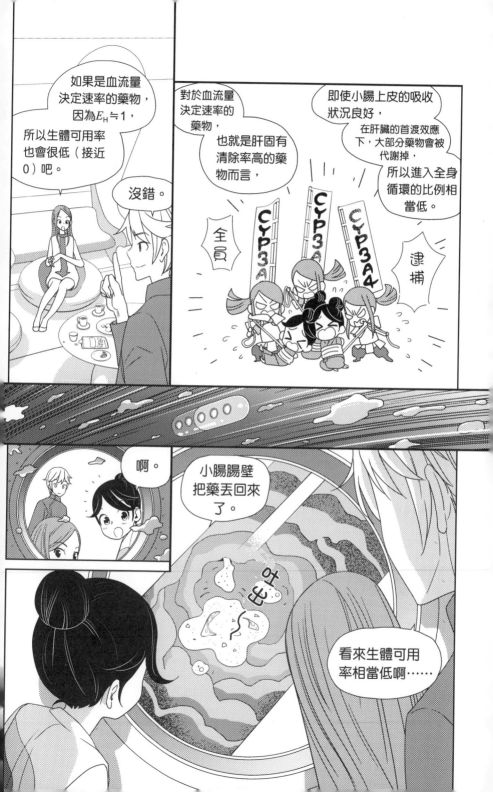

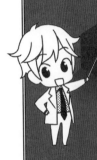

深入瞭解

口服投藥後，藥物須通過消化道上皮細胞的細胞膜，才能轉移到血液中，所以需要一定程度的水溶性與脂溶性。如果水溶性過低，就無法在消化道內的液體中溶解，無法被身體吸收。相反的，要是水溶性過高，就難以通過由脂質構成的細胞膜。以下要介紹的是近年來備受矚目，以溶解性與膜穿透性為藥物分類的方法。

4-2 ● 生物藥劑學分類系統（BCS）與進食的影響

　　首先來複習一下吧。口服投藥的藥物須經過三個階段，才能被消化道吸收，分別是①**溶解**（包含釋放製劑／製劑崩解、分散）、②**胃排空**（從胃移動到小腸）、③**穿過腸細胞膜**。三者中速率最慢的階段就是決定速率階段。決定速率階段會限制消化道吸收藥物的整體速率。

　　②與消化道的動能有關，是由生物個體決定的因素，與藥物本身有關的吸收特性只有①和③。

　　以這兩個消化道吸收特性為藥物分類時，可以分成 4 類，如**表 1** 所示。這種分類稱做**生物藥劑學分類系統**（biopharmaceutics classification system；BCS）。

 嗯，不過這種分類主要用在藥物的開發階段，臨床上比較沒那麼重要，只要大概知道用語是什麼意思就可以囉。

 Acetaminophen是第1類嗎？

 沒錯，Acetaminophen這種第1類藥物，速率決定階段通常是②的胃排空過程喔。第2類藥物的速率決定階段多為①的溶解，第3類藥物則多為③的穿過腸細胞膜。

表1　生物藥劑學分類系統（BCS）

	溶解性高	溶解性低
膜穿透性高	第1類	第2類
膜穿透性低	第3類	第4類

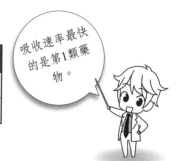

吸收速率最快的是第1類藥物。

第 1 類藥物的溶解性高、膜穿透性也高，即使吸收速率改變，消化道吸收率仍幾乎是 100%。

相對的，第 2 類藥物在消化道內的溶解性低，這會直接影響到消化道的吸收量。譬如抗真菌藥物 Itraconazole（第 2 類）可略溶解於酸性溶液，卻幾乎不溶於中性或鹼性溶液。所以該藥物會在口服投藥後，於胃酸中溶解，被胃吸收。如果病患的胃酸較少，或者正在服用抑制胃酸的藥物，就會降低 Itraconazole 的溶解度，使病患無法充分吸收該藥物，無法發揮應有藥效。

所以說，BCS 中不同分類的藥物，藥物吸收的生理條件不同，藥物併用的影響也不同。BCS 不同類別的藥物，飲食造成的影響也不一樣。如同前面提到的，第 1 類藥物的吸收率不受飯前飯後的影響，只有吸收速率會受到影響（飯後的吸收速率較慢）。第 2 類藥物通常在飯後的吸收狀況比較好，這是因為食物成分與飯後分泌的膽汁可以幫助藥物溶解。相反的，第 3 類藥物在飯後的吸收率通常比較低。第 4 類藥物中，部分藥物在飯後吸收率會上升，部分藥物則會下降。

4-3 ● 與消化道吸收作用有關的功能蛋白質

幾乎所有藥物在口服投藥時，吸收部位都是小腸。那麼溶於小腸溶液內的藥物如何進入血液循環呢？

為了提高吸收養分的效率，小腸腸道內側（腸道側）生有皺褶，皺褶上生有名為**絨毛**的組織，這是為了提升表面積（**圖 2**）。另外，絨毛表面細胞（**小腸上皮細胞**）在腸道側長有密集的微絨毛突起（長 1 ～ 1.5μm，直徑約 0.1μm），可進一步增加表面積。

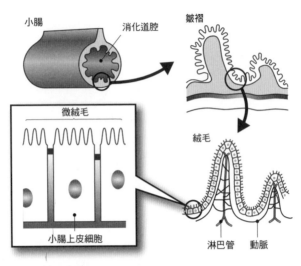

圖2　小腸的結構與小腸上皮細胞

妳知道食物與藥物成分是如何穿過小腸上皮細胞層，進入血液的嗎？

？

在第1章的「1-2 藥物性質與組織分布」（第24頁）就有學過了吧。

讓我們邊複習邊繼續吧。

　　物質通過小腸上皮細胞的路徑，大致上也可分成兩條。一條是通過上皮細胞間空隙的**細胞間隙路徑**，另一條是穿過上皮細胞的**跨細胞路徑**（參考第1章第28頁）。對於多數藥物的吸收而言，跨細胞路徑相當重要。

　　如同我們前面提到的，細胞膜由脂質構成，所以以**脂溶性**高的物質能自然融入細胞膜，以濃度梯度做為驅動力，透過跨細胞路徑（簡單擴散）輕易進入體內，被身體吸收。相反的，脂溶性低（水溶性高）的物質難以融入細胞膜，無法有效率地穿過上皮細胞細胞膜，進入細胞內。不過，生物需要的營養成分如糖、胺基酸、胜肽等皆為水溶性。為了有效率地吸收這些水溶性物質，小腸上皮細胞的腸道側分布了許多載體蛋白，可識別糖、胺基酸、胜肽分子，並讓這些分子通過。

另一方面，若我們從口部攝入了有害成分，消化道上皮細胞是把這些成分擋在外面的第一道防線。消化道上皮細胞分布著許多**排出型載體蛋白**，可將不小心吸收進來的有害成分，反著濃度梯度，逆向送回消化道管腔內。

藥物對身體來說是異物，不過載體蛋白可識別部分藥物，有效率地將其吸收進小腸上皮細胞內。譬如某些 Cephem 類抗生素，分子結構與**雙肽**（由 2 個胺基酸分子以肽鍵結合而成的分子。蛋白質分解時會產生許多雙肽）類似，所以會被一種雙肽載體蛋白「**PEPT1**」吸收進入消化道。

相對的，某些藥物會被排出型載體蛋白識別出來。即使藥物進入小腸上皮細胞，也會被上皮細胞送回消化道管腔，抑制該藥物的吸收。消化道中代表性的排出型載體蛋白包括 **P- 醣蛋白**（P-glycoprotein；**P-gp**）與 **BCRP**（breast cancer resistance protein；**乳腺癌耐藥蛋白**）。

所以說，小腸的藥物吸收機制包括，沒有載體蛋白參與，僅依照濃度梯度進入體內的吸收機制（主要為跨細胞路徑）；在載體蛋白的協助下進入體內的吸收機制；以及即使進入了上皮細胞，也會被載體蛋白送回消化道內的機制。面對不同的藥物時，小腸也有著不同的應對機制。

◉ 藥物被消化道吸收與循環全身過程的重點

- 藥物的消化道吸收包括溶解、胃排空、穿過腸細胞膜等三個過程。
- 胃排空決定速率型藥物在飯後的吸收速率會降低，不過總吸收量幾乎不受飲食影響。
- 小腸上皮的藥物吸收機制包括沒有載體蛋白參與的路徑（簡單擴散），以及有載體蛋白參與的路徑（特殊運輸）。某些「排出型載體蛋白」還會將藥物有效成分排出至消化道，妨礙藥物吸收。
- 口服投藥的藥物真正進入全身循環的比例，稱做口服生體可用率，是消化道吸收率 F_a 與消化道通過率 F_H 的乘積。

MEMO

第5章

藥物的交互作用
～為什麼有些藥不能一起吃～

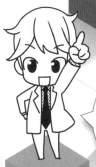

血中藥物濃度會忽高忽低。

不只是其他藥物，也得注意飲食才行。

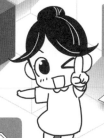

有些藥不能一起吃喔！

KEY WORDS

抑制吸收、形成螯合物、誘發酵素、抑制代謝、抑制載體蛋白（消化道、肝臟、腎臟）、改變 pH（腎排泄與尿的 pH）

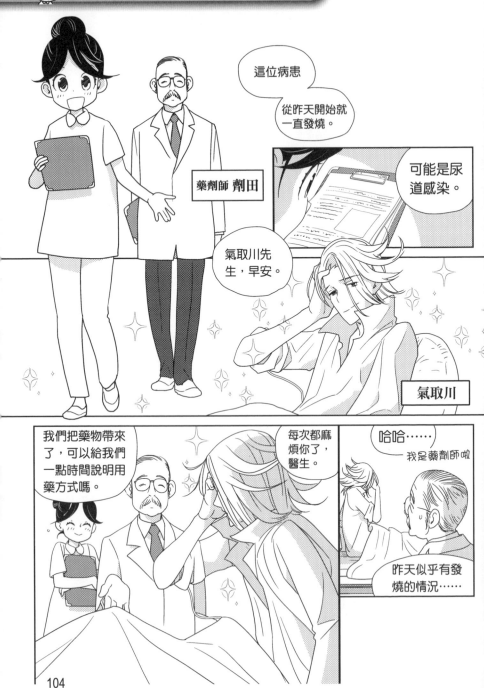

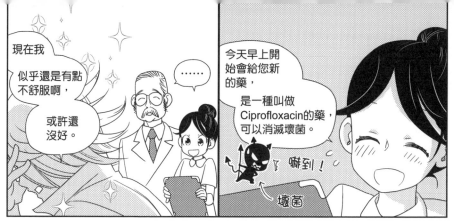

現在我似乎還是有點不舒服啊，或許還沒好。

……

今天早上開始會給您新的藥，是一種叫做Ciprofloxacin的藥，可以消滅壞菌。

嚇到！

壞菌

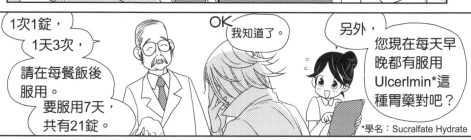

1次1錠，1天3次，請在每餐飯後服用。要服用7天，共有21錠。

OK 我知道了。

另外，您現在每天早晚都有服用Ulcerlmin*這種胃藥對吧？

*學名：Sucralfate Hydrate

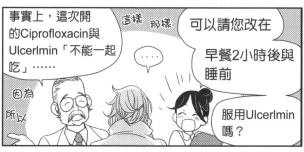

事實上，這次開的Ciprofloxacin與Ulcerlmin「不能一起吃」……

因為

所以

這樣 那樣

……

可以請您改在早餐2小時後與睡前服用Ulcerlmin嗎？

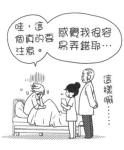

哇，這個頁的要注意。感覺我很容易弄錯耶…

這樣啊……

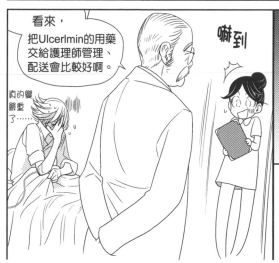

真的變嚴重了……

看來，把Ulcerlmin的用藥交給護理師管理、配送會比較好啊。

嚇到

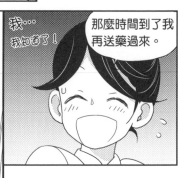

我…我知道了！

那麼時間到了我再送藥過來。

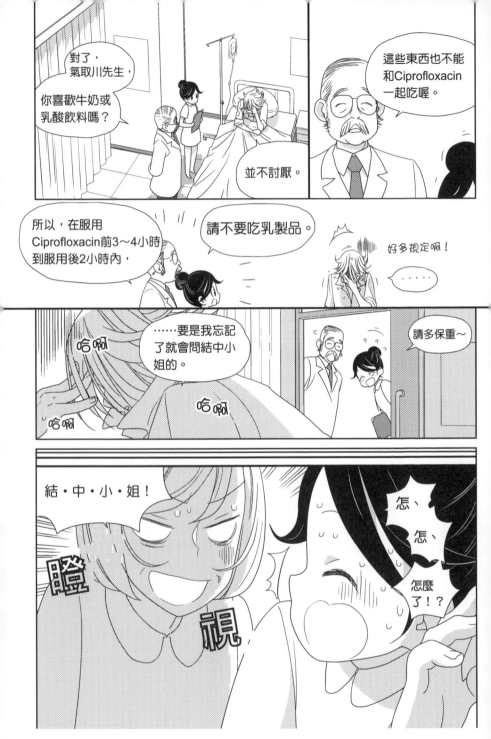

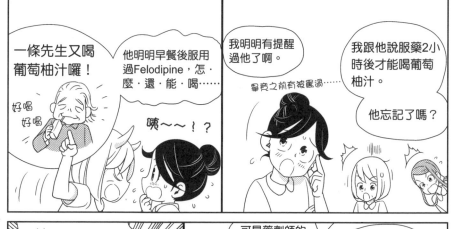

一條先生又喝葡萄柚汁囉！

好喝好喝

他明明早餐後服用過Felodipine，怎·麼·還·能·喝……

咦～～！？

我明明有提醒過他了啊。

畢竟之前有被罵過……

我跟他說服藥2小時後才能喝葡萄柚汁。

他忘記了嗎？

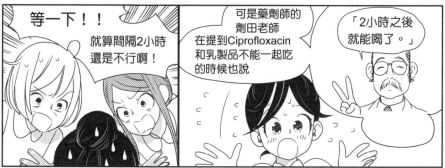

等一下！！

就算間隔2小時還是不行啊！

可是藥劑師的劑田老師在提到Ciprofloxacin和乳製品不能一起吃的時候也說

「2小時之後就能喝了。」

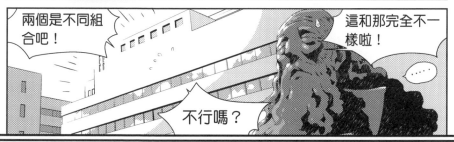

兩個是不同組合吧！

這和那完全不一樣啦！

……

不行嗎？

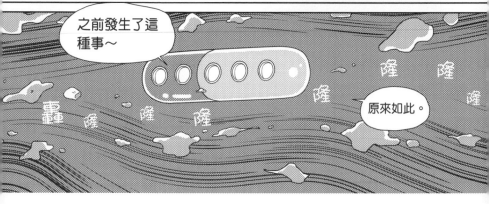

之前發生了這種事～

隆隆隆隆

隆隆隆

轟隆隆隆

原來如此。

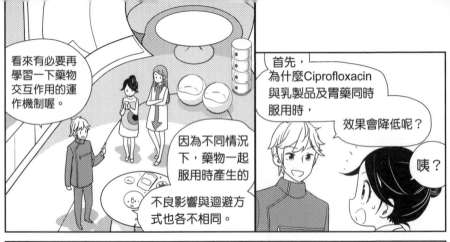

看來有必要再學習一下藥物交互作用的運作機制喔。

因為不同情況下,藥物一起服用時產生的不良影響與迴避方式也各不相同。

首先,為什麼Ciprofloxacin與乳製品及胃藥同時服用時,效果會降低呢?

咦?

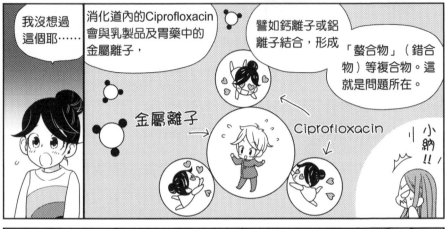

我沒想過這個耶⋯⋯

消化道內的Ciprofloxacin會與乳製品及胃藥中的金屬離子,

譬如鈣離子或鋁離子結合,形成「螯合物」(錯合物)等複合物。這就是問題所在。

金屬離子

Ciprofloxacin

小納!!

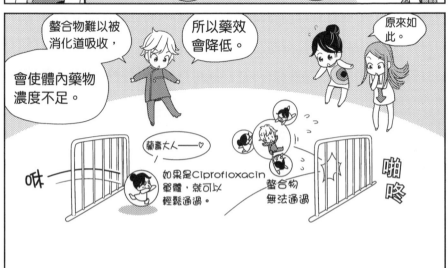

螯合物難以被消化道吸收,

所以藥效會降低。

原來如此。

會使體內藥物濃度不足。

呱

蘭喜大人——♡

如果是Ciprofloxacin單體,就可以輕鬆通過。

螯合物無法通過

啪咚

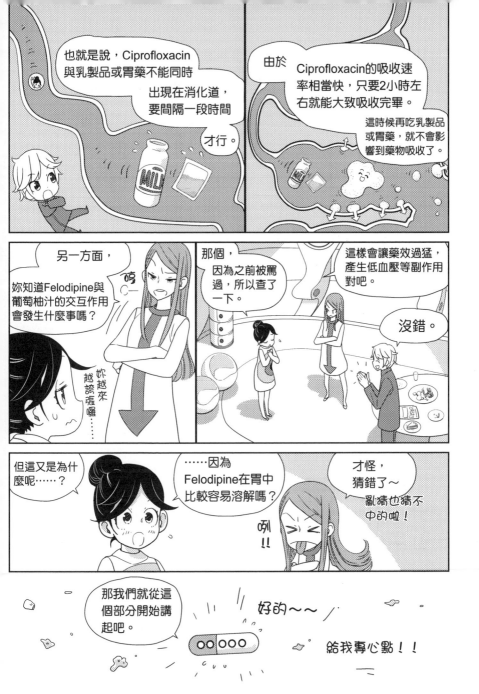

如果不曉得交互作用的運作機制，

就沒辦法理解為什麼要這樣應對。

護理長要我注意的 Felodipine 和葡萄柚汁有什麼樣的交互作用呢？

我來說明吧。

Felodipine 經口服投藥後，大部分會被消化道

上皮細胞的代謝酵素 CYP3A 代謝掉。

沒被代謝掉的藥物會順著肝門靜脈循環全身，所以如果想讓全身都接收到一定的量，

就必須服用大量藥物。

就是之前有提過的「首渡效應」對吧。

沒錯。

回想一下生體可用率的式子吧。

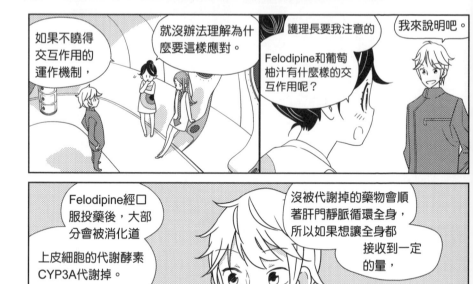

生體可用率（*BA*）*
=
消化道上皮的吸收比率（F_a）× 消化道通過率（F_G）×
肝通過率（F_H）

*口服時

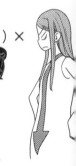

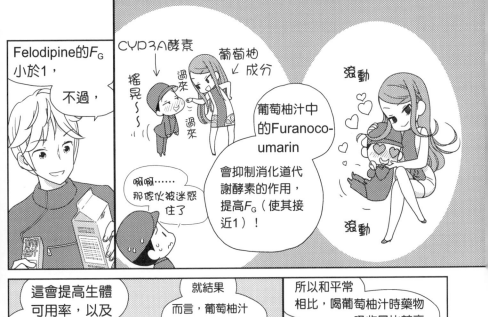

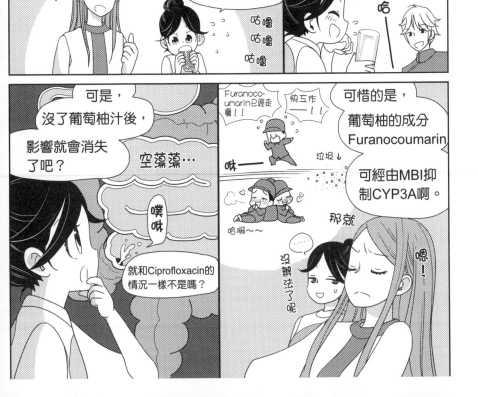

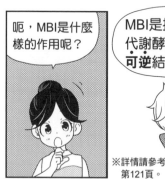

呃，MBI是什麼樣的作用呢？

MBI是抑制劑與代謝酵素間的**不可逆**結合喔。

※詳情請參考第121頁。

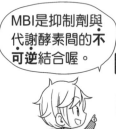

機制
Mechanism
基於
Based
抑制作用
Inhibition

原來如此啊！

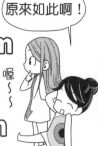

喔～～

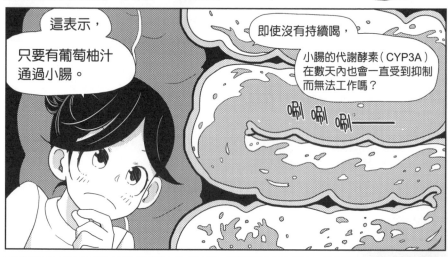

這表示，只要有葡萄柚汁通過小腸。

即使沒有持續喝，

小腸的代謝酵素（CYP3A）在數天內也會一直受到抑制而無法工作嗎？

咕嚕 咕嚕 咕嚕——

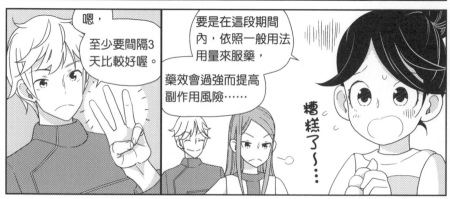

嗯，至少要間隔3天比較好喔。

要是在這段期間內，依照一般用法用量來服藥，

藥效會過強而提高副作用風險……

糟糕了～……

5-3 誘增代謝酵素

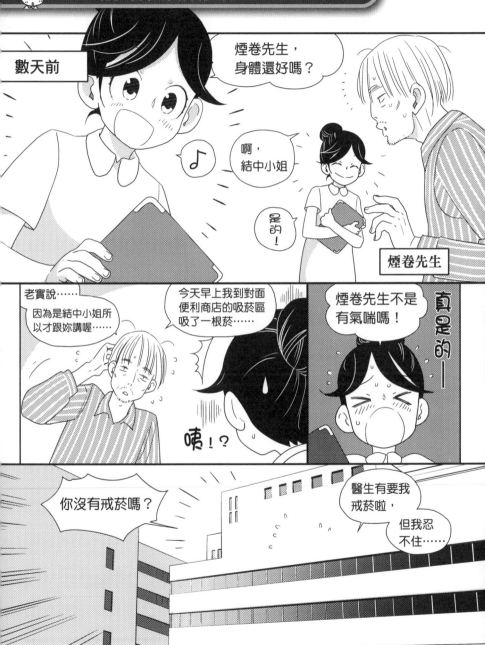

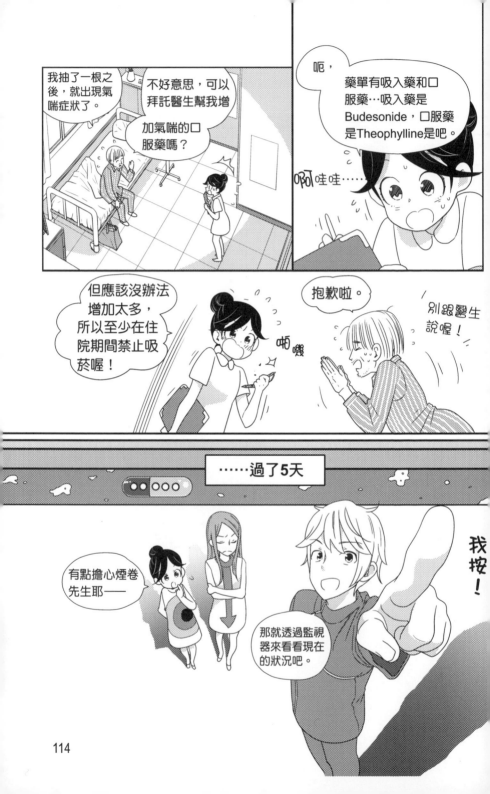

我抽了一根之後，就出現氣喘症狀了。

不好意思，可以拜託醫生幫我增加氣喘的口服藥嗎？

呃，

藥單有吸入藥和口服藥…吸入藥是Budesonide，口服藥是Theophylline是吧。

哇哇……

但應該沒辦法增加太多，所以至少在住院期間禁止吸菸喔！

啪嘰

抱歉啦。

別跟醫生說喔！

……過了5天

有點擔心煙卷先生耶——

那就透過監視器來看看現在的狀況吧。

我按！

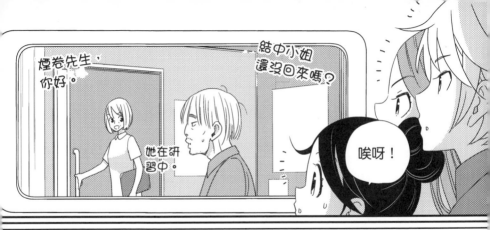

煙卷先生，你好。

結中小姐還沒回來嗎？

她在研習中。

唉呀！

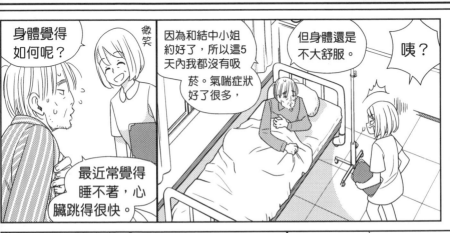

身體覺得如何呢？

微笑

因為和結中小姐約好了，所以這5天內我都沒有吸菸。氣喘症狀好了很多，

但身體還是不大舒服。

咦？

最近常覺得睡不著，心臟跳得很快。

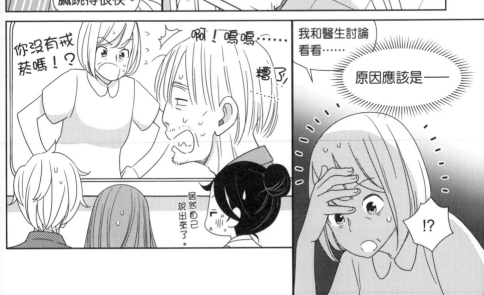

你沒有戒菸嗎！？

啊！嗚嗚……

糟了！

居然自己說出來了。

我和醫生討論看看……

原因應該是——

!?

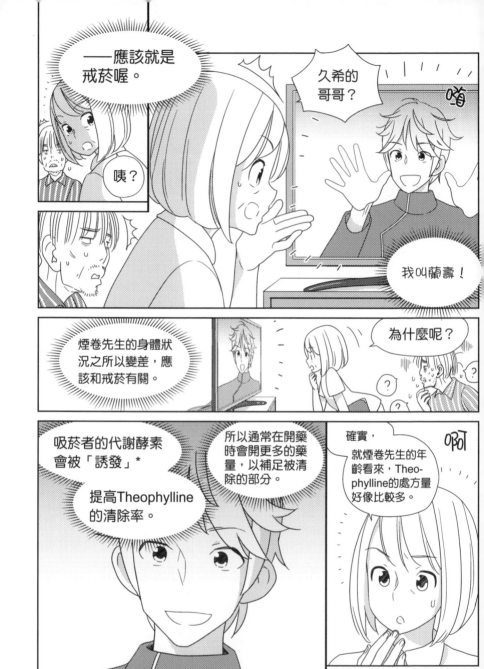

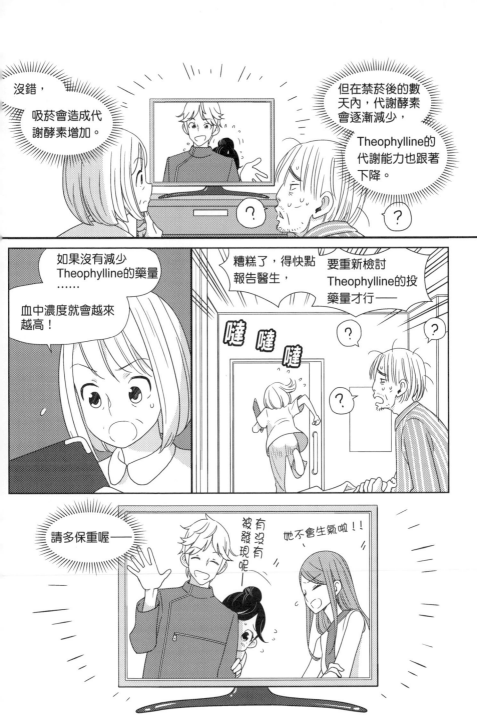

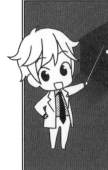

深入瞭解

藥物在藥物動力學上的交互作用，會使藥物的體內動態出現變化，這會發生在ADME中的任一過程中。以下會把焦點放在與臨床上的重要過程／機制有關的三種變化，包括代謝酵素功能的變化、載體蛋白參與的消化道吸收及分布、腎排泄的變化，以及消化道內物理性與化學性變化。

5-4 ● 抑制代謝酵素

1 抑制藥物代謝酵素的藥物交互作用

首先來複習藥物代謝吧。藥物的**代謝**主要在肝臟進行。藥物代謝酵素的種類繁多，不同的代謝酵素，可代謝的藥物種類也各有不同。某種**代謝酵素**可代謝的物質，就稱做該酵素的**受質**（substrate）。

 那麼進入正題吧。部分藥物或食物的成分會抑制代謝酵素的功能，還記得這件事嗎。

 就是「抑制劑」（inhibitor）吧？

 難得回答了正確答案呢。所以說，在投予受質（藥物）時，要是體內存在分解該受質之酵素的抑制劑（不能一起吃下的東西），就會抑制受質的代謝，使體內藥物濃度過高。這點要特別注意。

 這叫做「代謝抑制」，是藥物交互作用中的代表機制喔（圖1）。

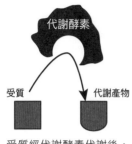

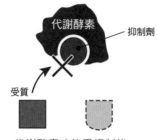

受質經代謝酵素代謝後，
會生成代謝產物

代謝酵素功能受抑制後，
便無法再代謝受質。最後
會使體內受質濃度上升

A 無抑制劑時

B 有抑制劑時

圖1 代謝抑制的模式圖

　　就像不同酵素有不同受質一樣，不同代謝酵素的抑制劑也各不相同。藥物代謝酵素中，負責第一相反應的**藥物代謝型細胞色素 P450**（**cytochrome P450；CYP**）可以說是最重要的酵素群之一。前面曾提到這類酵素包括 CYP1A2、CYP2C9、CYP2C19、CYP2D6、CYP2E1、CYP3A4、CYP3A5 等多種分子。不同種酵素，有效的抑制劑也不一樣，這點十分重要。

　　代表性的藥物代謝酵素，以及他們的受質、代表性的抑制劑組合如**表 1**所示。臨床上已確定，如果同時服用代謝酵素的受質與抑制劑，會提高受質的血中濃度，使藥效過強、易引起副作用。

　　圖 2 是一項臨床研究結果。研究中，會比較單獨使用肌肉鬆弛劑 Tizanidine，以及同時使用它的抑制劑 ──New Quinolone 類抗生素 Ciprofloxacin 時的血中濃度變化。由圖中可以看出，使用抑制劑時，AUC 升高到了約 10 倍。所以我們可以說，和單獨使用 Tizanidine 相比，同時使用 Ciprofloxacin 時，相當於服用了 10 倍量的 Tizanidine。

　　另外，如表 1 所示，不只是藥物，以葡萄柚汁為代表的各種食物也有代謝酵素抑制劑的作用。

表1 主要藥物代謝酵素的受質與抑制劑

代謝酵素	典型受質	代表性抑制劑
CYP1A2	Tizanidine、Theophylline、Olanzapine	Fluvoxamine、部分New quinolone類抗生素（Enoxacin、Ciprofloxacin等）
CYP2C9	Warfarin、Phenytoin	部分Azole類抗真菌藥、Amiodarone
CYP2C19	Omeprazole、Diazepam、Clopidogrel*1	Fluvoxamine、Ticlopidine、Omeprazole
CYP2D6	三環系抗憂鬱藥、多種β阻斷劑、Dextromethorphan、Tamoxifen	Paroxetine、Terbinafine、Quinidine
CYP3A4	Benzodiazepine類藥物（Midazolam、Triazolam等）鈣離子拮抗劑（Felodipine、Nifedipine等）、類固醇類藥物（Methylprednisolone）、一部分的Statin（Simvastatin、Atorvastatin）、Ciclosporin、Tacrolimus、Sildenafil、Bromocriptine	Azole類抗真菌藥（Itraconazole、Voriconazole等）、Macrolide類抗生素（Erythromycin、Clarithromycin），大部分的HIV蛋白酶抑制劑（Ritonavir、Nelfinavir等）、Cimetidine、Fluvoxamine、葡萄柚汁*2
DPD	氟化嘧啶類抗癌藥（5-FU、Tegafur）	Gimeracil（TS-1的成分）

＊1：屬於前驅藥，需經過活化（參考後面的第122頁）。
＊2：一般飲用量下，僅會在藥物吸收過程中抑制消化道的代謝酵素，不會抑制肝臟內負責排除藥物的代謝酵素。

對10名健康成人投藥4 mg的Tizanidine後，血中濃度變化的平均值

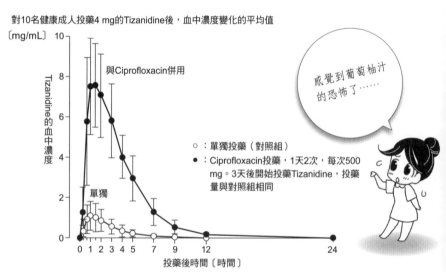

圖2 基於藥物代謝抑制的藥物交互作用之一例
（引用自Granfors, M.T. *et al.*：*Clin Pharmacol Ther* 76：598-606, 2004）

2 抑制代謝酵素的方式

那麼，抑制劑是如何抑制代謝酵素功能的呢？抑制方式大致上可以分成兩種。

第一種是**可逆抑制**，當體內（正確來說是代謝酵素周圍）的抑制劑消失後，代謝酵素的功能就會恢復正常。

第二種是**不可逆抑制**，酵素與抑制劑接觸時，會緊密地結合在一起，在這之後，即使不再攝入抑制劑，代謝酵素的功能仍不會回復。也就是說，在不可逆抑制的狀況下，即使除去體內抑制劑，在製造出新的代謝酵素之前，抑制劑的影響仍會持續下去。在 **MBI**（mechanism based inhibition）這種抑制方式中，抑制劑在接受代謝酵素的代謝後，會與代謝酵素緊密結合，為代表性的不可逆抑制。

3 代謝酵素抑制作用的持續時間

代謝酵素抑制作用的持續時間大致上可分為以下兩種。

> **◖ 代謝酵素抑制作用的持續時間**
>
> （1）可逆抑制中，會持續到代謝臟器完全排除抑制劑為止。
> （2）不可逆抑制（MBI）中，會持續到體內產生新的代謝酵素為止。

（1）的情況下，抑制劑濃度降到夠低所需要的時間（需考慮抑制劑的藥物動力學），是判斷藥物服用間隔的一個基準。不過，某些抑制劑須花上 1 天以上才能充分排除，甚至有需要數十天（抑制 CYP2D6 的抗真菌藥物 Terbinafine）的例子。

而在（2）的情況下，要是發生酵素遭抑制的情況，那麼在製造出足夠的新代謝酵素之前，身體的代謝功能不會回復。隨著酵素種類、酵素所在之代謝臟器種類的不同，酵素受抑制期間的長短也不一樣，不過最少也有數天。

因此，在大多數情況下，若藥物的交互作用會抑制代謝酵素，那麼即使受質與抑制劑的服用時間間隔 1 天（即使在不同時間投藥），也很可能無法避免藥物間的交互作用。

4　前驅藥與代謝抑制作用

多數藥物都是以具活性分子（活性體）的形式投藥，經體內代謝酵素的代謝作用後，轉換成不具活性的代謝產物。

不過，某些藥物會設計成以不具活性分子的狀態投藥，經體內代謝酵素作用後，才代謝成活性體（**活性代謝產物**）。這種藥物稱做**前驅藥**（prodrug）。服用前驅藥時，代謝酵素不是讓藥物去活化（失去藥效），而是讓藥物活化（產生藥效），所以代謝酵素受抑制時就無法產生活性體，反而會減弱藥理作用。譬如 CYP2C19 可將抗血小板藥物 Clopidogrel 代謝成具藥效的活性代謝產物（**圖 3**）。

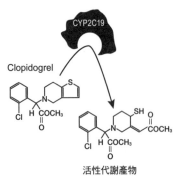

Clopidogrel可被藥物代謝酵素CYP2C19代謝，之後生成活性代謝產物。

Ⓐ 沒有抑制劑時

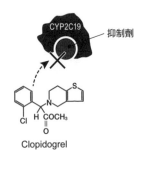

若CYP2C19的功能遭抑制，就無法生成活性代謝產物，減弱Clopidogrel的藥理作用。

Ⓑ 有抑制劑時

圖3　前驅藥的範例：Clopidogrel與它的活性代謝物

製作成前驅藥的目的包括①促進吸收、②保護有效成分不被胃酸或分解酵素分解，維持分子狀態的穩定等。

5-5 ● 消化道內的藥物交互作用

1 吸附、形成螯合物

　　經口內服藥物的投藥方式稱做**口服投藥**，是最常見的藥物投藥途徑。但如果同時口服多種藥物，那麼在身體吸收這些藥物之前，這些藥物就會在消化道中接觸，也會和消化道內的食物接觸。因此，消化道是口服藥物第一個可能產生藥物交互作用的地點。

　　消化道內的代表性藥物交互作用機制，包括藥物間的交互作用、藥物與食物成分的交互作用等，可能為物理性或化學性結合。活性碳就是一個例子。活性碳的表面積很大，可以吸附各種化學物質，所以日常生活中常用活性碳來除臭或淨水。利用這個性質，可以製成醫藥用的球狀活性碳（Kremezin），用以吸附消化道內的尿毒症物質，再排出體外，防止腎功能障礙病患的腎功能繼續惡化。不過就像各位所想的一樣，若同時服用球狀活性碳與其他藥物，活性炭就會吸附其他藥物。所以投藥時，球狀活性碳與其他藥品必須間隔一段時間（大約 2 小時以上）。

　　另外，某些藥物會與鋁、鐵、鈣等金屬離子產生化學反應，形成名為**螯合物**（**錯合物**）的複合體，這種複合體多難以被身體吸收。譬如第 105 頁提到的 Ciprofloxacin 類藥物會與牛奶及制酸劑產生交互作用（**圖 4**）。

　　另外，用於治療骨質疏鬆症的 Bisphosphonate 類藥物，也是一類易產生螯合物的著名藥物。Bisphosphonate 類藥物不只不能與食物一起服用，如果飲用品中含有金屬離子的話，也會抑制該藥物的吸收。因此 Bisphosphonate 類藥物不能與含大量礦物質的礦泉水或牛奶一起服用。而且在起床時（胃中沒有任何飲食的狀態）搭配一杯水服用 Bisphosphonate 類藥物後，一定時間內不能攝取任何飲食，以避免藥物的交互作用。

　　綜上所述，<u>如果兩種藥物會在消化道內產生物理性或化學性交互作用（吸附、形成螯合物等），那麼一般而言會將兩者的投藥間隔一段時間，以避免或減輕兩者的交互作用</u>。其中，要是交互作用導致藥物吸收較慢，須花很多時間吸收，即使拉開投藥間隔也難以避免，比較好的選擇是改用替代藥物治療。

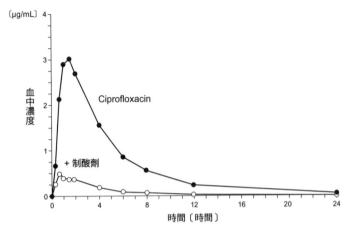

圖4　Ciprofloxacin（750 mg）於口服投藥後的血中濃度變化受含鋁制酸劑（Maalox）的影響。
（與制酸劑併用時，會形成難以被吸收的螯合物，故Ciprofloxacin的吸收會顯著下降）
（引用自Nix, D.E. *et al.*：*Clin Pharmacol Ther* 46：700-705,1989）

2 pH 變化

　　消化道內液中，胃液為酸性，不過藥物的主要吸收部位——小腸上部的消化道內液體幾乎是中性。另一方面，不少藥物在中性環境下難溶於水，卻能藉著胃內的酸性環境溶解於消化道內液中，譬如用於治療真菌感染的 Itraconazole。

　　因此在服用 Itraconazole 時，如果同時服用抑制胃酸分泌的藥物〔氫離子泵抑制劑（Omeprazole、Lansoprazole）等〕，就會讓胃內 pH 接近中性，使 Itraconazole 難以溶解。若 Itraconazole 沒有充分溶解於消化道內液，就被送至小腸，就無法被身體吸收。所以說，消化道內的 pH 環境變化也與藥物的交互作用有關。

5-6 ● 與載體蛋白有關的藥物交互作用

　　如同在第 1 章中說明的，水溶性較高的藥物較難通過由脂質構成的細胞膜，所以某些水溶性高的藥物在穿過細胞膜或細胞層時，需要載體蛋白的幫助。

　　以下為幾個藥物穿過細胞膜或細胞層的具體時機點。

【吸收過程】消化道內	➡	消化道上皮	➡	血液
【分布過程】血液	➡	肝細胞基底膜	➡	肝細胞內
【排泄過程】肝細胞內	➡	肝細胞膽管側膜	➡	膽汁
【排泄過程】血液	➡	腎小管上皮	➡	尿
【分布過程】血液	➡	腦部微血管內皮	➡	腦

與代謝酵素一樣，不同的載體蛋白，基質與抑制劑也各不相同。因此，若上述藥物轉移過程中有載體蛋白參與，且同時服用了載體蛋白抑制劑，就會產生藥物交互作用，抑制藥物的功能。

載體蛋白參與的藥物交互作用中，治療脂質異常症（高血脂症）所使用的 Simvastatin 等 Statins 類藥物（HMG-CoA 還原酵素抑制劑）就是一個例子。肝細胞基底膜的載體蛋白 OATP（organic anion transporting polypeptide）1B1 從血液中攔截 Simvastatin，抓入肝細胞內代謝掉。另一方面，免疫抑制劑 Ciclosporin 是抑制 OATP1B1 的藥物。若同時服用 Simvastatin 與 Ciclosporin，會降低 Simvastatin 的肝細胞清除率，使 Simvastatin 的血中濃度上升，提高肌肉障礙等副作用的風險。

除此之外，以 P- 醣蛋白為代表的載體蛋白抑制作用，也是一種藥物交互作用機制。譬如在腦部微血管內皮細胞的 P- 醣蛋白的作用下，可抑制止瀉用的 Loperamide 進入腦內。但如果同時服用可抑制 P- 醣蛋白的抗心律不整藥物 Quinidine，就會讓 Loperamide 容易進入腦內，產生中樞神經性的副作用。

抗結核藥Rifampicin、健康食品聖約翰草（St John's wort）可誘發細胞製造更多的P-醣蛋白，提升P-醣蛋白的運輸功能。這會降低消化道吸收受質藥物的的效率，故會降低血中藥物濃度。

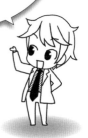

5-7 ● 因尿液 pH 變化而產生的藥物交互作用

　　體液包括血液、細胞外液、腦脊髓液等，它們的 pH 值都維持在中性附近。不過，尿液 pH 會受到攝取飲食的影響而有大幅變動。而且當尿液 pH 出現變動，尿中藥物的分子與離子比例就會與血液中情況出現落差。

　　另一方面，腎排泄的藥物再吸收過程主要透過簡單擴散進行（2-5 節，第 52 頁），所以尿中的藥物只有分子型會被再吸收回血液中。因此，飲食或其他藥物影響到藥物的 pH 值時，透過腎臟排泄的藥物（**腎排泄型藥物**）其再吸收比例就會受到影響，這會讓腎清除率產生很大的變動（**表 2**）。

表2　尿液的pH變化會影響到腎排泄情況

尿的pH上升時（鹼性尿）			
	分子型的比例	腎小管的再吸收	腎清除率
酸性藥物（陰離子）	下降	下降	上升
鹼性藥物（陽離子）	上升	上升	下降	←
尿的pH下降時（酸性尿）			
	分子型的比例	腎小管的再吸收	腎清除率
酸性藥物（陰離子）	上升	上升	下降
鹼性藥物（陽離子）	下降	下降	上升

　　因為尿的 pH 而影響腎排泄的藥物中，用於治療阿茲海默症型失智症的 Memantine 就是一個例子（**圖 5**）。Memantine 是腎排泄型鹼性藥物，若與能提升尿 pH 值的藥物（Acetazolamide）一起服用，如表 2 中標有 ← 的列所示，在這樣的機制下，會降低腎清除率，提高血中濃度上升的風險。

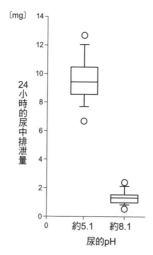

圖5 連續每天口服投藥Memantine 10 mg時，24小時內的尿中Memantine排泄量。由圖可看出排泄量會受到尿液pH的影響。

（尿的pH為5.1時，從尿中回收到了10 mg/天的Memantine，幾乎等同於投藥量，這表示幾乎100%的Memantine都由腎排出。相對的，尿的pH為8.1時，尿中Memantine的排泄量顯著下降，表示Memantine的血中濃度較高）

（引用並改寫自Dreudenthaler, S. *et al.*：*Br J Clin Pharmacol* 46：541-546, 1998）

　　以上，我們說明了藥物動力學中代表性的交互作用機制。不過除了我們提到的部分，還存在著各式各樣的交互作用機制。這些藥物交互作用機制以及迴避方式，就交給教科書來說明吧。

⊚ 藥物交互作用的重點

●若想適當處理藥物交互作用，就必須正確理解各種交互作用機制。錯開兩種藥物的服用時間可以避開某些交互作用，卻無法避開另一些交互作用，請特別注意。

●臨床上有許多與藥物交互作用與藥物代謝酵素的抑制作用有關。所以最好能記得幾種代表性的藥物代謝酵素名稱，以及它們的受質、抑制劑。

果汁會降低這些藥物的藥效

　　如同本章中提到的，葡萄柚或葡萄柚汁的成分會抑制消化道的藥物代謝酵素（CYP3A），提升部分藥物的生體可用率。這種交互作用可以增強藥物的藥效。

　　相對的，也有某些藥物與葡萄柚汁同時服用時，藥效會降低。抗組織胺藥物 Fexofenadine Hydrochloride（商標名：Allegra）就是代表性的例子。小腸吸收 Fexofenadine Hydrochloride 時會用到載體蛋白（OATP）。葡萄柚的成分會抑制 OATP 的作用，故該成分與 Fexofenadine Hydrochloride 之間有交互作用。

　　葡萄柚汁中抑制 OATP 作用的成分為 Naringin 與 Narirutin，屬於類黃酮配醣體。這兩種成分與前面提到的代謝抑制成分（Furanocoumarin 類）不同。特別是有人認為 Narirutin「可緩解花粉症」，所以也會被製成營養品販賣。由於 Fexofenadine Hydrochloride 也是治療花粉症的藥物，故須考慮兩者一起使用的風險。

　　另外，還有研究指出柳橙汁也可能會抑制吸收 Fexofenadine Hydrochloride 之載體蛋白的作用，影響程度不可無視。

　　無論如何，服用藥物時，請盡量避免與水以外的飲料、營養品一起服用。

第**6**章

個人化醫療
～讓每位病患服下適合他們的藥物～

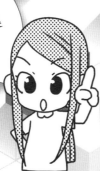

今後會依照科學證據調整藥物種類喔。

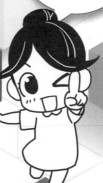

每個人的藥物動態都不一樣！

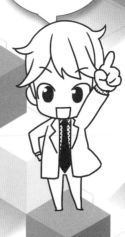

藥效與副作用也都不同！

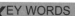

KEY WORDS

基因型與基因診斷、肝功能障礙、兒童、腎功能障礙、老年人

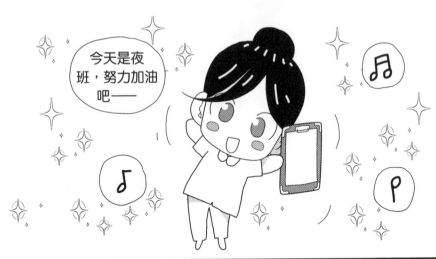

今天是夜班，努力加油吧——

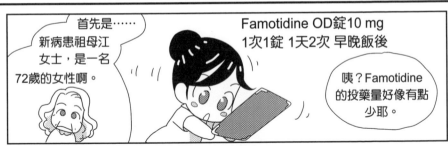

首先是⋯⋯新病患祖母江女士，是一名72歲的女性啊。

Famotidine OD錠10 mg
1次1錠 1天2次 早晚飯後

咦？Famotidine的投藥量好像有點少耶。

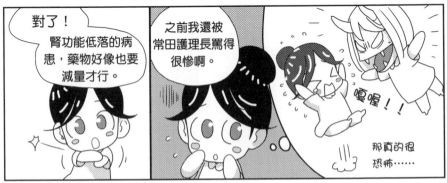

對了！腎功能低落的病患，藥物好像也要減量才行。

之前我還被常田護理長罵得很慘啊。

嘎喔！！

那真的很恐怖⋯⋯

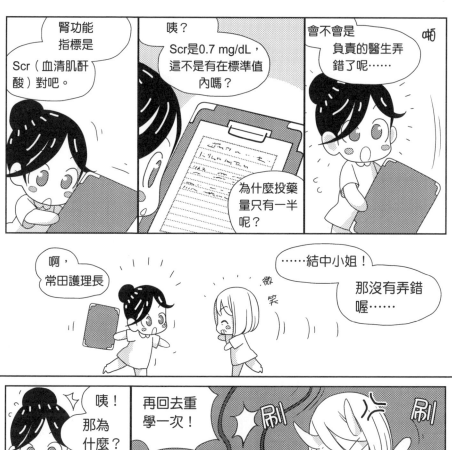

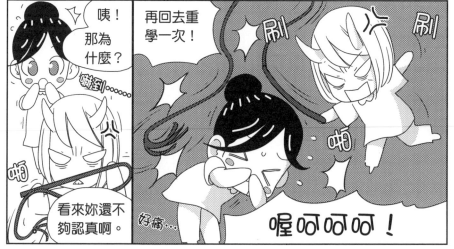

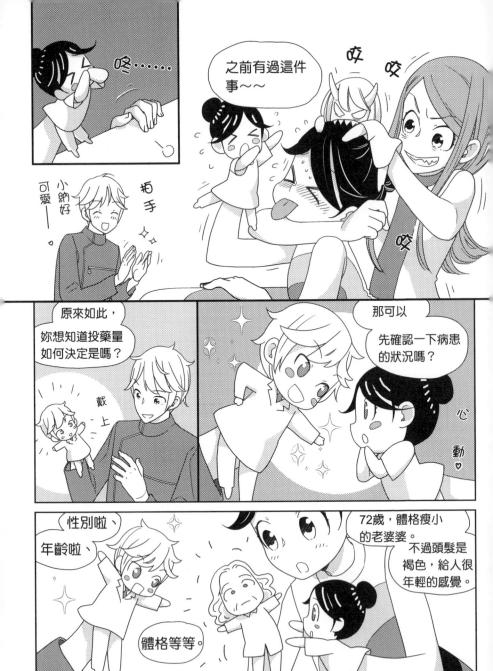

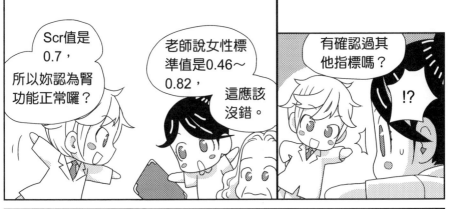

Scr值是0.7，所以妳認為腎功能正常囉？

老師說女性標準值是0.46～0.82，這應該沒錯。

有確認過其他指標嗎？

!?

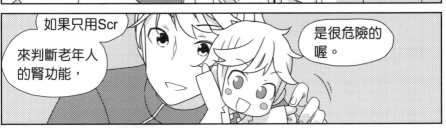

如果只用Scr來判斷老年人的腎功能，

是很危險的喔。

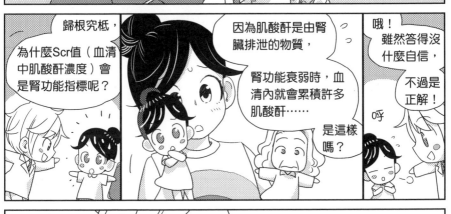

歸根究柢，為什麼Scr值（血清中肌酸酐濃度）會是腎功能指標呢？

因為肌酸酐是由腎臟排泄的物質，

腎功能衰弱時，血清內就會累積許多肌酸酐……

是這樣嗎？

哦！雖然答得沒什麼自信，不過是正解！

呼

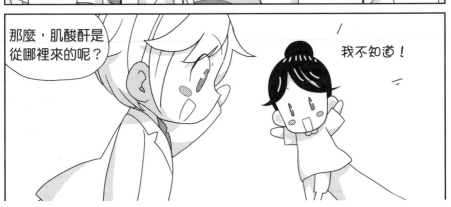

那麼，肌酸酐是從哪裡來的呢？

我不知道！

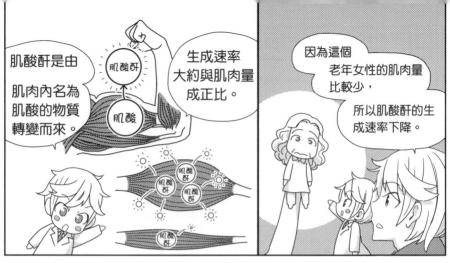

肌酸酐是由肌肉內名為肌酸的物質轉變而來。

生成速率大約與肌肉量成正比。

因為這個老年女性的肌肉量比較少，所以肌酸酐的生成速率下降。

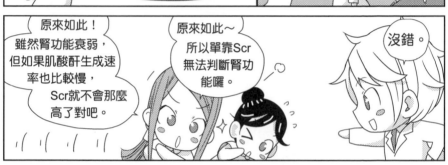

原來如此！雖然腎功能衰弱，但如果肌酸酐生成速率也比較慢，Scr就不會那麼高了對吧。

原來如此～所以單靠Scr無法判斷腎功能囉。

沒錯。

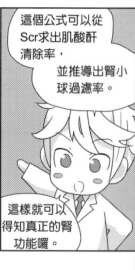

這個公式可以從Scr求出肌酸酐清除率，並推導出腎小球過濾率。

這樣就可以得知真正的腎功能囉。

①Cockcroft-Gault 公式

$Ccr〔mL/分〕$

$$= \frac{(140-年齡[歲]) \times 體重[kg]}{72 \times SCr} \times ([若為男性] \times 1.0, [若為女性] \times 0.85)$$

②日本人的GFR估計式（日本腎臟學會制定）

$eGFR〔mL/分/1.73m^2〕$

$$= 194 \times SCr^{-1.094} \times 年齡[歲]^{-0.287} \times ([若為男性] \times 1.0, [若為女性] \times 0.739)$$

那麼就用①的「Cockcroft-Gault公式」來計算肌酸酐清除率（Ccr）吧。

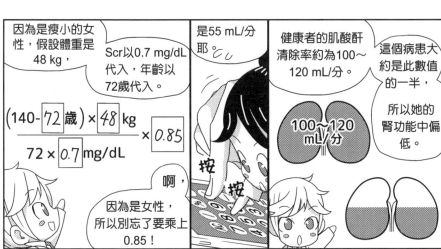

因為是瘦小的女性，假設體重是48 kg，

Scr以0.7 mg/dL代入，年齡以72歲代入。

$$\frac{(140-\boxed{72}\,歲)\times\boxed{48}\,kg}{72\times\boxed{0.7}\,mg/dL}\times\boxed{0.85}$$

啊，因為是女性，所以別忘了要乘上0.85！

是55 mL/分耶。

按 按

健康者的肌酸酐清除率約為100～120 mL/分。

100～120 mL/分

這個病患大約是此數值的一半，

所以她的腎功能中偏低。

所以Famotidine的投藥量也要減為一半。

沒錯，讓我們來確認一下Famotidine的說明文件吧。

首先看看老年人的用藥指引。

「本藥劑於投藥時，請斟酌減量或延長投藥間隔。本藥劑主要透過腎臟排泄，但老年人的腎功能衰弱，故血液中藥物濃度會持續維持在較高水準。」

就像這樣。

再來看看「腎功能衰弱病患的投藥指引」。

1天投藥2次，1次20 mg的情況

肌酸酐清除率〔mL/min〕	投藥方式	
Ccr≧60	1次20 mg	1天2次
60>Ccr>30	1次20 mg 1次10 mg	1天1次 1天2次
30≧Ccr	1次20 mg 1次10 mg	2～3天1次 1天1次
透析病患	1次20 mg 1次10 mg	透析後1次 1天1次

這裡有寫在不同肌酸酐清除率下，劑量應該要減到多少喔。

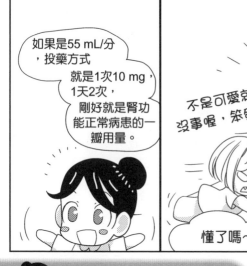

如果是55 mL/分，投藥方式就是1次10 mg，1天2次，剛好就是腎功能正常病患的一瓣用量。

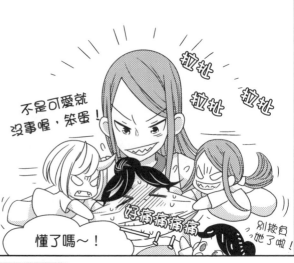

不是可愛就沒事喔，笨蛋！

拉扯 拉扯 拉扯

好痛痛痛痛痛！！

懂了嗎～！

別欺負他了啦！

6-2 體質與基因

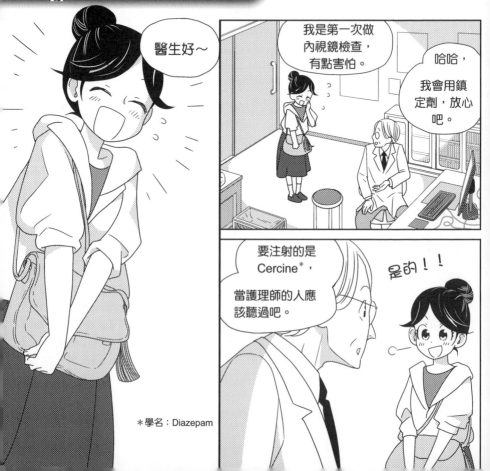

醫生好～

我是第一次做內視鏡檢查，有點害怕。

哈哈，我會用鎮定劑，放心吧。

要注射的是Cercine*，當護理師的人應該聽過吧。

是的！！

＊學名：Diazepam

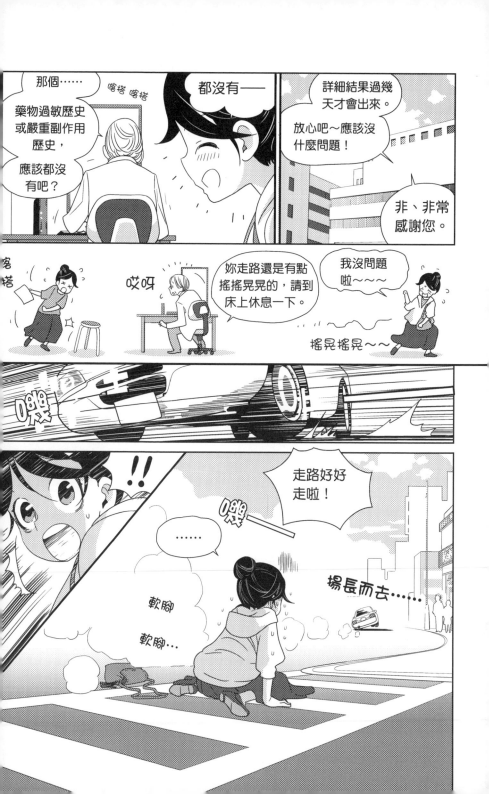

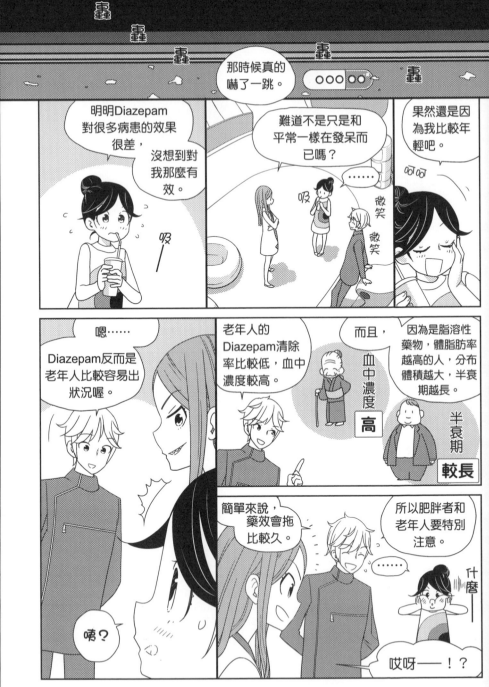

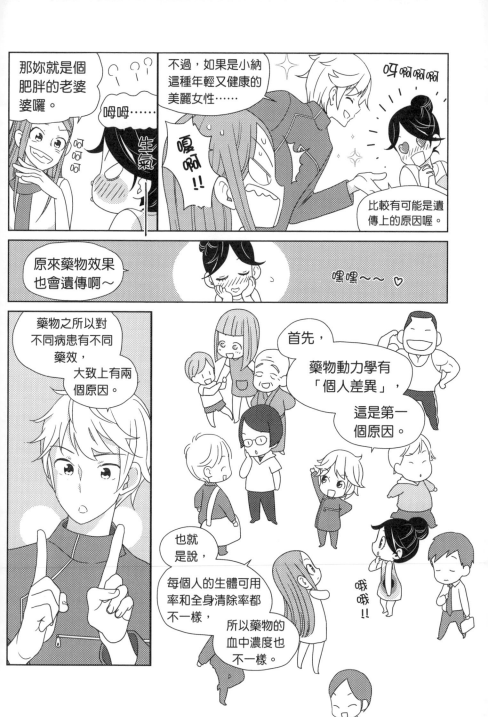

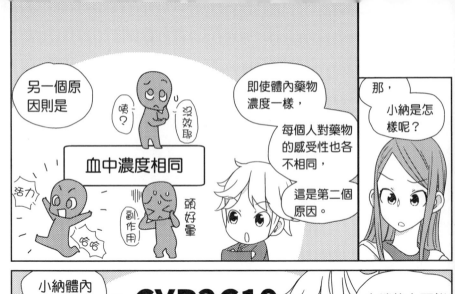

另一個原因則是

唔？

沒效耶

血中濃度相同

活力

哈哈

副作用

頭好暈

即使體內藥物濃度一樣，

每個人對藥物的感受性也各不相同，

這是第二個原因。

那，小納是怎樣呢？

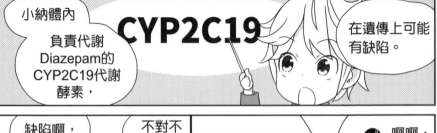

小納體內

負責代謝Diazepam的CYP2C19代謝酵素，

CYP2C19

在遺傳上可能有缺陷。

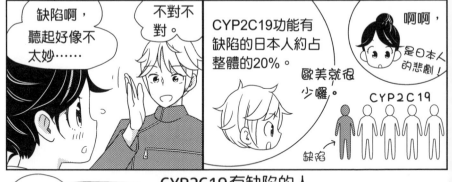

缺陷啊，聽起好像不太妙……

不對不對。

CYP2C19功能有缺陷的日本人約占整體的20%。

歐美就很少囉。

啊啊，是日本人的悲劇。

CYP2C19

缺陷

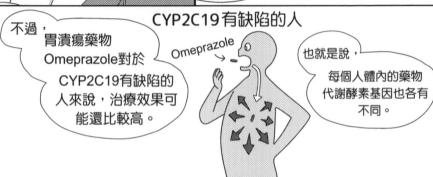

CYP2C19有缺陷的人

不過，胃潰瘍藥物Omeprazole對於CYP2C19有缺陷的人來說，治療效果可能還比較高。

Omeprazole

也就是說，

每個人體內的藥物代謝酵素基因也各有不同。

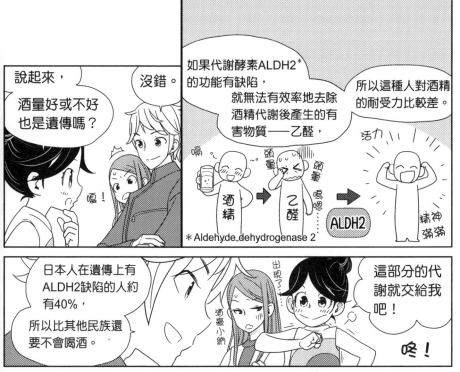

說起來，酒量好或不好也是遺傳嗎？

沒錯。

如果代謝酵素ALDH2*的功能有缺陷，就無法有效率地去除酒精代謝後產生的有害物質——乙醛，

所以這種人對酒精的耐受力比較差。

嗯！

酒精 → 乙醛 → ALDH2

活力

精神奕奕

* Aldehyde_dehydrogenase 2

日本人在遺傳上有ALDH2缺陷的人約有40%，所以比其他民族還要不會喝酒。

出現了～！

酒豪小納

這部分的代謝就交給我吧！

咚！

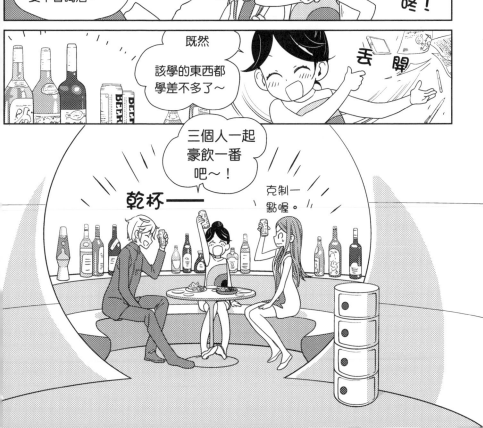

既然該學的東西都學差不多了～

丟開

三個人一起豪飲一番吧～！

乾杯——

克制一點喔。

BEER

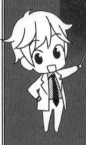

深入瞭解

對於不同病患而言，藥物的藥效或有害反應也各不相同。這裡讓我們深入探討藥物在不同人體內的反應會有什麼樣的差異，也就是藥物動力學的個人差異。

另外，近年來，藥物動力學中的遺傳因素，也成了個人化醫療（personalized medicine）與精準醫療（precision medicine）的焦點之一而備受矚目，我們也會討論到這個部分。

6-3 ● 藥物排除臟器失能時的藥物動力學、投藥設計

1 腎功能低下（腎功能障礙）病患的藥物動力學與投藥設計

 妳知道該如何判斷腎功能障礙時的藥物用法及用量嗎？

 先看說明文件！

 正確答案！但如果沒有說明文件呢？

 問久希！

 要是我也不在呢？

 問護理長…我不敢問（因為很恐怖）。該怎麼辦呢久希？

 如果說明文件沒有提到，就必須由病患的腎功能（*Ccr*或*eGFR*）求出修正係數，再以此決定腎功能障礙時的藥物用法與用量，這叫做 Giusti-Hayton法。

多數的腎排泄型藥物都會在用藥指引中說明，面對腎功能不同的病患，投藥量應該要如何調整。不過，某些藥物並不會列出這樣的標準。此時，有幾種方法可以依照病患的腎功能指標（Ccr 或 $eGFR$）與**腎排泄貢獻率**（在腎功能正常的受測者中，腎排泄所貢獻的排除量佔全身排除量的比例），計算出投藥量。這些方法的基本概念幾乎都相同，這裡則舉出代表性的 **Giusti-Hayton 法**簡單說明。

◐ Giusti-Hayton 法

假設（1）如下
「**腎功能低下病患**中，GFR 下降程度與腎清除率（CL_r）的下降程度成正比，且腎外清除率（CL_{nr}）不受腎功能低下的影響」

接著讓我們在這個假設下，由病患的腎功能指標（這裡使用的是 $eGFR$）來設定投藥量吧。

首先假設腎功能正常之病患的全身清除率、腎清除率、腎外清除率分別是 CL_{totN}、CL_{rN}、CL_{nrN}。那麼以下等式成立（以下，下標為「N」者皆表示腎功能正常之病患的參數）。

$$CL_{totN} = CL_{rN} + CL_{nrN} \qquad ①$$

假設腎排泄貢獻率為 R，那麼由定義可以得到以下方程式。

$$\begin{cases} CL_{rN} = R \cdot CL_{totN} \\ CL_{nrN} = (1-R) \cdot CL_{totN} \end{cases} \qquad ②$$

假設腎功能低下病患的腎清除率是 CL_r^*，由前面提到的假設（1）可以得到以下等式。

$$CL_r^* = \frac{eGFR^*}{eGFR_N} \cdot CL_{rN} \qquad ③$$

其中，$eGFR_N$、$eGFR^*$分別代表腎功能正常病患與腎功能低下病患的 $eGFR$（以下，上標為「$*$」者皆表示腎功能低下之病患的參數）。

因假設 CL_{nr} 不改變，故腎功能低下病患的全身清除率 CL_{tot}^* 如下。

$$CL_{tot}^* = \frac{eGFR^*}{eGFR_N} \cdot CL_{rN} + CL_{nrN}$$
$$= \frac{eGFR^*}{eGFR_N} \cdot R \cdot CL_{totN} + （1{-}R） \cdot CL_{totN} \qquad ④$$

將等號兩邊同除以 CL_{totN}，可以得到腎功能低下病患與腎功能正常病患的全身清除率比例如下。

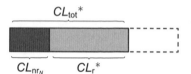

$$\frac{CL_{tot}^*}{CL_{totN}} = 1{-}R \cdot （1{-}\frac{eGFR^*}{eGFR_N}）\qquad ⑤$$

為腎功能低下病患開藥時，若希望病患的藥物暴露與腎功能正常病患相同，則須依照全身清除率下降的比例，減少投藥量才行。實際的投藥設計中，可將式⑤等號右邊視為**投藥量調整係數**，乘上一般用量，就可以計算出腎功能低下病患的投藥量了（$eGFR_N$ 可設為 100mL／分／1.73m^2）。另外，還可以用 Ccr 代替 $eGFR$ 進行相同的投藥設計。各藥物的 R 值可參考文獻。

2 肝功能低下（肝功能障礙）病患的藥物動力學與投藥設計

為腎功能低下病患開藥時，因為 GFR 與腎清除率成正比，故 GFR 可視為參考值（或者 Ccr 也可做為參考）。那麼，有哪個數值會與肝清除率成正比，讓我們能在為**肝功能低下病患**開藥時，做為參考值呢？

可惜的是，為肝功能低下病患開藥時，並沒有適當的參考值可用於投藥設計，所以很難像腎功能低下病患那樣，定量調整投藥量。不過，部分藥物的**用藥指引**中會提到，當病患處於 Child-Pugh 分期系統中的 A、B、C 等階段中，推薦的投藥量分別是多少，並提供相關的藥物動力學資料。進行投藥設計時，請參考這些資訊。

6-4 ● 年齡與藥物動力學

① 老年人的藥物動力學

隨著年齡的增長，人體會產生各式各樣的生理學變化。其中，藥物動態也會出現不少改變。

表1　老年人的生理學變化在藥物動力學上產生的代表性影響

過程	生理學變化	在藥物動力學上的影響
消化道吸收	胃酸分泌下降（胃內pH上升）	・鹼性難溶藥物的溶解度下降、吸收效率降低 ・腸溶性製劑於胃內溶解
	消化道活動能力下降	吸收緩慢
分布	體脂肪上升	・脂溶性藥物的分布體積隨著體重增加而增加 ・水溶性藥物的分布體積隨著體重增加而減少
代謝	・肝體積縮小 ・某些肝代謝酵素的含量下降（特別是第一相代謝酵素）	・肝清除率下降 ・肝首渡效應下降
排泄	・GFR下降 ・腎小管分泌下降 ・腎血流量減少	腎清除率下降

表1列出了年齡增長對藥物動態造成的影響。從投藥量的觀點來看，最重要的是腎清除率的下降。超過30歲之後，即使身體健康，隨著年紀的增長，GFR 仍會以每10年下降 8 mL ／ 分 ／ 1.73m^2 的速率持續下降。因此，對老年人投予腎排泄型藥物時，必須調整藥量與頻率，譬如「減少每次投藥量」或「拉長服藥間隔」（減少1天內的服藥次數）等。

另外，年紀增長也可能會造成肝功能下降，不過藥物的肝清除率受年齡的影響卻不像腎清除率那麼顯著。相反的，健康的年輕人之間，藥物的肝清除率就有很大的**個人差異**，所以相對於腎清除率，年紀對肝清除率的影響比較不受重視。

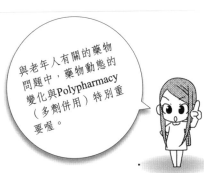

與老年人有關的藥物問題中，藥物動態的變化與Polypharmacy（多劑併用）特別重要喔。

另外，表1中的分布體積變化容易被忽略。特別是中樞性作用藥物常須要轉移到腦部，脂溶性較高，但隨著年紀的增長，脂溶性藥物的分布體積會跟著增加。這使得中樞性作用藥物的排除半衰期會隨著年紀增長而延長。一般而言，排除半衰期延長的原因包括清除率下降與分布體積增加（第61頁），老年人兩者皆備，所以當我們投予助眠藥或抗焦慮藥給老年人，排除半衰期會明顯比年輕人長。

②兒童的藥物動態與投藥設計

藥物的說明文件會列出各年齡層的用藥指引，譬如新生兒（出生後至4週）、嬰兒（出生4週後至1歲）、幼兒（1歲至7歲）、兒童（7歲至15歲）等，這裡說的「兒童」涵義較廣，包含前述新生兒到兒童間的各個時期。

隨著年齡的增加，兒童的生理機能會越來越接近大人。不過在藥物動態方面有個問題，那就是隨著年齡的增加，腎臟與肝臟等藥物排除臟器的功能會以什麼方式成長。一般而言，腎臟與肝臟的能力並非與體重成正比，而是與體表面積成正比。因此，兒童的單位體重投藥量，有時候會比大人還要高。

如果是兒童常用的藥物，那麼在藥物的說明文件中通常會提到**兒童用量**。當然，若文件有提到用法用量，最好就照著做。不過，多數藥物在開發時都是以成人為主要對象，所以不會提到兒童的適當投藥量。此時，可參考以下 **Augsberger 公式**或 **von Harnack 表（表2）**，由成人用藥量計算出對應的兒童用藥量。Augsberger 公式與 von Harnack 表大致上皆可對應到大人與各年齡層兒童的體表面積比。

◖◗Augsberger 公式

$$（兒童用藥量）＝（成人用藥量）\times \frac{（年齡）[歲]\times 4＋20}{100}$$

另外，與成人相比，新生兒與嬰兒不只體型較小、肝清除率與腎清除率較低，各種生理機能以及與藥物動態有關之功能蛋白質（**代謝酵素**）的量與質也有很大的差異，進行投藥設計時須特別注意。

表2　von Harnack表

早產兒	新生兒	1/2歲	1歲	3歲	7歲半	12歲
$\dfrac{1}{10}$	$\dfrac{1}{8}$	$\dfrac{1}{5}$	$\dfrac{1}{4}$	$\dfrac{1}{3}$	$\dfrac{1}{2}$	$\dfrac{2}{3}$

以投藥量比（相對於成人用藥量的比例）表示兒童用藥量

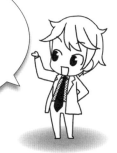

各藥物的說明文件中，不一定會有充分的兒童投藥量資訊，有時也需從藥物的 Interview Form（僅適用於日本藥物）、論文、用藥指引中蒐集資訊。如果在醫院，可善用藥物資訊室的資料。

6-5 ● 體質與基因（深入探討）

藥物代謝酵素也是蛋白質的一種，由許多胺基酸連接而成。這些胺基酸的序列記錄在基因上（基因密碼）。而我們繼承了父親與母親各一個基因，所以每個人身上的每種蛋白質，都來自兩個基因，這兩個基因彼此互為**等位基因**（allele）。

最常見的胺基酸序列所對應的等位基因，稱做**野生型等位基因**。相對的，胺基酸序列與野生型等位基因不同者，則稱做**變異型等位基因**。以下用 *1* 表示野生型等位基因，用 *2*、*3* 表示變異型等位基因。舉例來說，第 140 頁中出現的 CYP2C19 中，野生型為 *CYP2C19*1*，代表性的變異型則是 *CYP2C19*2* 與 *CYP2C19*3*。以 *CYP2C19*2* 或 *CYP2C19*3* 之序列製造出來的 CYP2C19 蛋白質，無法代謝藥物。

所有人都會從雙親那裡各繼承 1 個 CYP2C19 等位基因。記錄**基因型**的時候，如果來自雙親的基因都是 *1*，那麼可以寫成 *CYP2C19*1/*1*。如果繼承了 *1* 和 *2* 各 1 個，那麼會寫成 *CYP2C19*1/*2*。如果繼承的是變異型等位基因的組合（也就是 *CYP2C19*2/*2*、*CYP2C19*2/*3*、*CYP2C19*3/*3*）那麼體內就不會產生有代謝活性的 CYP2C19 酵素。

在探討某個代謝酵素活性時，一般會將酵素有活性的人稱做 **EM**（extensive metabolizer），缺乏活性的人稱做 **PM**（poor metabolizer）。譬如故事中的小納就有可能是 CYP2C19 的 PM，基因型很可能是 *CYP2C19*2/*2*、*CYP2C19*2/*3* 或 *CYP2C19*3/*3*（**圖 1**）。

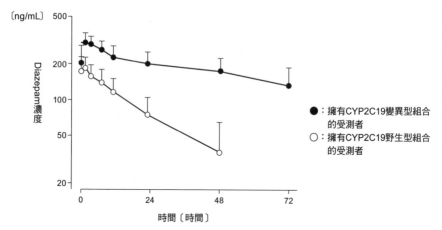

圖1　不同CYP2C19基因型之個體在口服投藥Diazepam（5 mg）後的血中濃度變化。
（引用並改寫自Qin, X. P. *et al.*：*Clin Pharmacol Ther* 66：642-66, 1999）

　　藥物代謝酵素種類繁多，每種酵素都有其對應的基因。而且，幾乎所有藥物代謝酵素都存在著變異型等位基因。譬如與抗癌藥物副作用有密切關係的代謝酵素 UGT1A1（UDP 葡糖醛酸轉移酵素 1A1），它可為抗癌藥物 Irinotecan 的活性代謝產物解毒，所以 UGT1A1 的變異型在臨床上相當重要。另外，多發性硬化症的治療藥物 Siponimod 在投藥前，病患須接受 CYP2C9 的基因型診斷。另一方面，在小納例子中出現的 CYP2C19 基因型，目前仍非日常臨床的基因診斷對象。

　　不只是藥物代謝酵素，載體蛋白也是與藥物動態有關的蛋白質，其結構也有著對應的基因密碼。近年來，許多研究指出，載體蛋白的基因型與藥物的藥效、副作用間有著密切關係。今後在決定藥物種類與投藥量時，藥物代謝酵素等與藥物動態有關之蛋白質的基因型或許會成為重要的考慮因素。

「藥理遺傳學」
（pharmacogenetics）研究的是
個體對藥物反應的個人差異。
藥理遺傳學研究的不只是藥物
代謝酵素的基因，也會研究各
種與疾病相關之蛋白質的基
因。

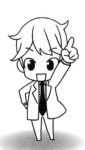

🎯 藥物動力學角度下的個人化醫療重點

● 為腎功能低下病患投予腎排泄型藥物時，投藥量必須減量。

● 為肝功能低下病患投予肝排泄型藥物時，投藥量必須減量。

● 對老年人而言，隨著年紀增加，腎功能低下的情況比肝功能還要明顯，所以在投予腎排泄型藥物時，投藥量必須減量。

● 對於腎功能低下病患或老年人而言，可以用腎小球過濾率（GFR）做為指標，推算出藥物的腎清除率。

● 藥物代謝酵素等基因診斷可一定程度地預測藥物動態、藥效、副作用的個人差異。

MEMO

第 **7** 章

藥物治療的最佳化與藥物動力學

～藥物動力學的活用～

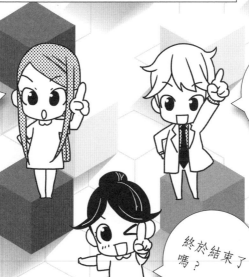

終於到最後一章了呢。

最終試煉開始囉。

終於結束了嗎？

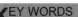

KEY WORDS

經皮吸收型製劑、緩釋性製劑、投藥途徑、忘記吃藥、零級速率過程

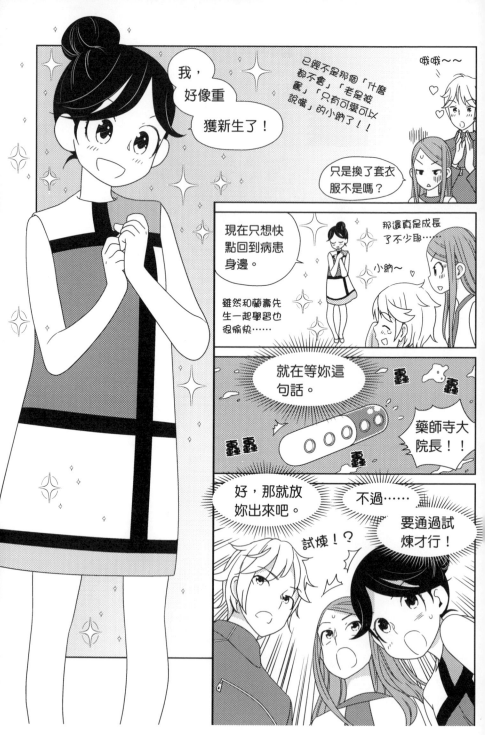

哦哦～～

已經不是那個「什麼都不會」「老是被罵」「只有可愛可以說嘴」的小納了！！

我，好像重獲新生了！

只是換了套衣服不是嗎？

那邊真是成長了不少耶……

小納～

現在只想快點回到病患身邊。

雖然和藤壽先生一起學習也很愉快……

就在等妳這句話。

藥師寺大院長！！

好，那就放妳出來吧。

不過……

試煉！？

要通過試煉才行！

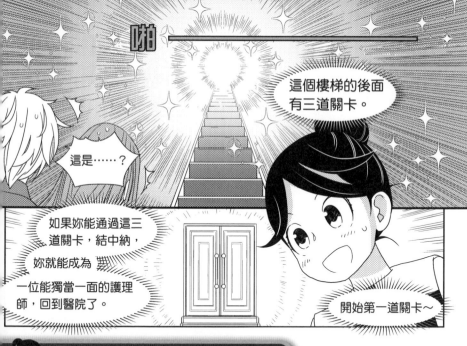

這個樓梯的後面有三道關卡。

這是……？

如果妳能通過這三道關卡，結中納，妳就能成為一位能獨當一面的護理師，回到醫院了。

開始第一道關卡～

7-1 忘記吃藥該怎麼辦

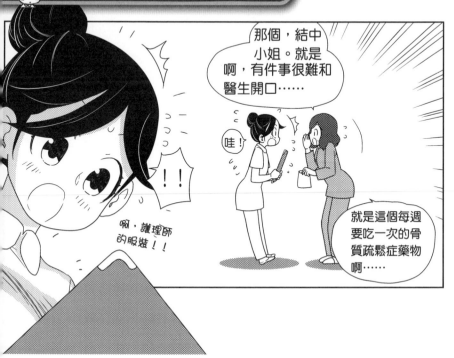

那個，結中小姐。就是啊，有件事很難和醫生開口……

哇！

！！

啊，護理師的服裝！！

就是這個每週要吃一次的骨質疏鬆症藥物啊……

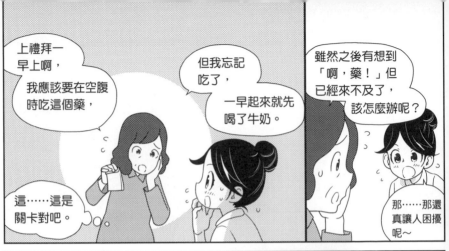

上禮拜一早上啊，我應該要在空腹時吃這個藥，

但我忘記吃了，一早起來就先喝了牛奶。

雖然之後有想到「啊，藥！」但已經來不及了，該怎麼辦呢？

這……這是關卡對吧。

那……那還真讓人困擾呢～

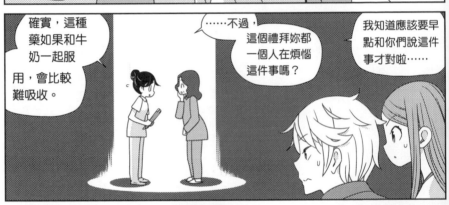

確實，這種藥如果和牛奶一起服用，會比較難吸收。

……不過，這個禮拜妳都一個人在煩惱這件事嗎？

我知道應該要早點和你們說這件事才對啦……

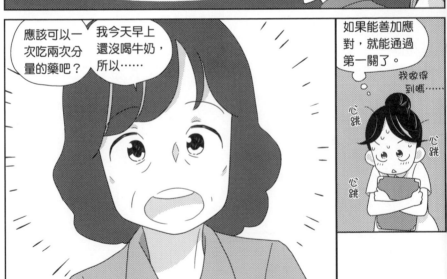

應該可以一次吃兩次分量的藥吧？

我今天早上還沒喝牛奶，所以……

如果能善加應對，就能通過第一關了。

我做得到嗎……

心跳

心跳

心跳

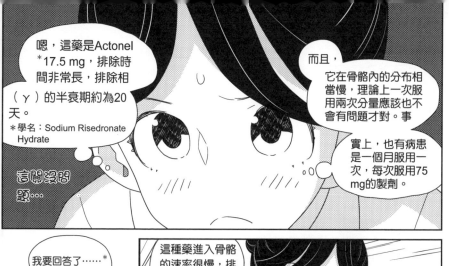

嗯，這藥是Actonel
*17.5 mg，排除時
間非常長，排除相
（γ）的半衰期約為20
天。

＊學名：Sodium Risedronate
Hydrate

這間沒問
題⋯⋯

而且，
它在骨骼內的分布相
當慢，理論上一次服
用兩次分量應該也不
會有問題才對。事

實上，也有病患
是一個月服用一
次，每次服用75
mg的製劑。

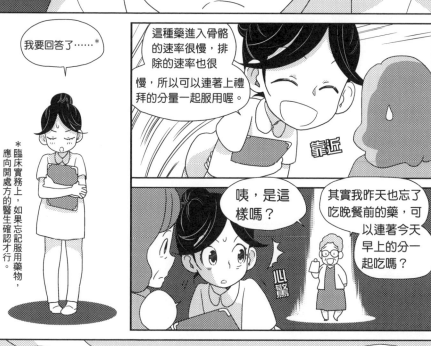

我要回答了⋯⋯*

＊
臨
床
實
務
上
，
如
果
忘
記
服
用
藥
物
，
應
向
開
處
方
的
醫
生
確
認
才
行
。

這種藥進入骨骼
的速率很慢，排
除的速率也很
慢，所以可以連著上禮
拜的分量一起服用喔。

靠近

咦，是這
樣嗎？

其實我昨天也忘了
吃晚餐前的藥，可
以連著今天
早上的分一
起吃嗎？

心驚

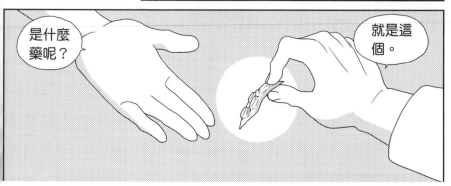

是什麼
藥呢？

就是這
個。

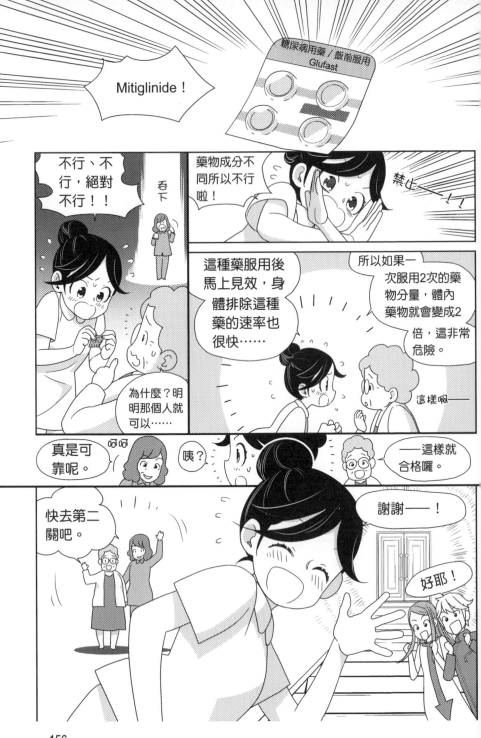

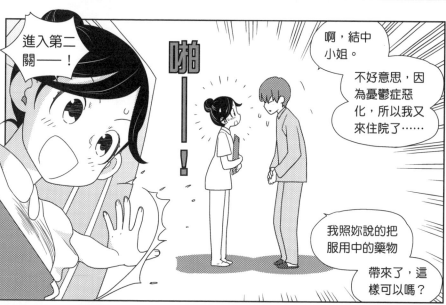

進入第二關──！

啪──！！

啊，結中小姐。

不好意思，因為憂鬱症惡化，所以我又來住院了……

我照妳說的把服用中的藥物帶來了，這樣可以嗎？

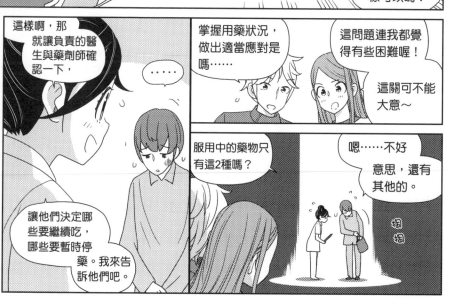

這樣啊，那就讓負責的醫生與藥劑師確認一下，

……

掌握用藥狀況，做出適當應對是嗎……

這問題連我都覺得有些困難喔！

這關可不能大意～

讓他們決定哪些要繼續吃，哪些要暫時停藥。我來告訴他們吧。

服用中的藥物只有這2種嗎？

嗯……不好意思，還有其他的。

掏掏

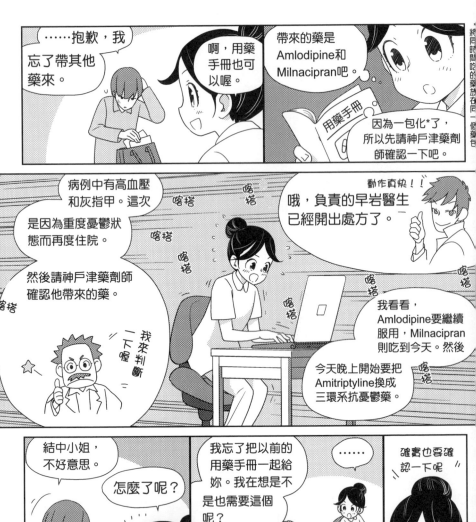
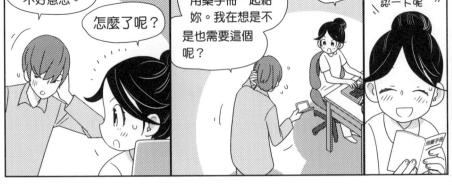

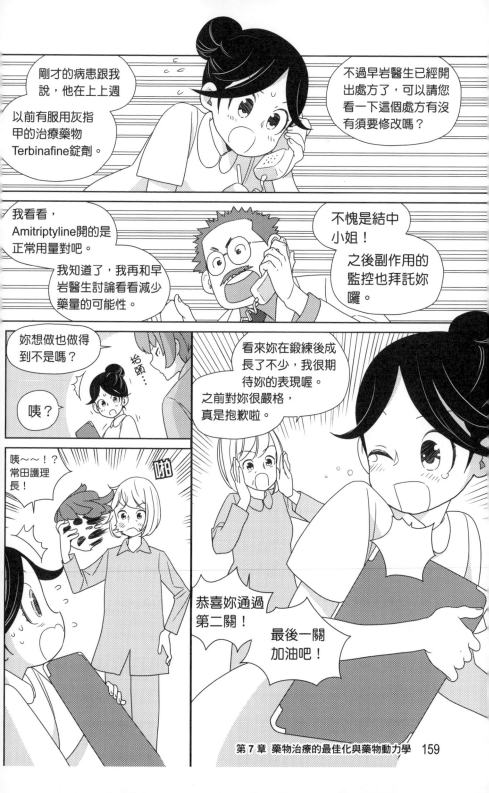

剛才的病患跟我說，他在上上週

以前有服用灰指甲的治療藥物Terbinafine錠劑。

不過早岩醫生已經開出處方了，可以請您看一下這個處方有沒有須要修改嗎？

我看看，Amitriptyline開的是正常用量對吧。

我知道了，我再和早岩醫生討論看看減少藥量的可能性。

不愧是結中小姐！

之後副作用的監控也拜託妳囉。

妳想做也做得到不是嗎？

恰面…

咦？

看來妳在鍛練後成長了不少，我很期待妳的表現喔。之前對妳很嚴格，真是抱歉啦。

咦～～！？常田護理長！

啪

恭喜妳通過第二關！

最後一關加油吧！

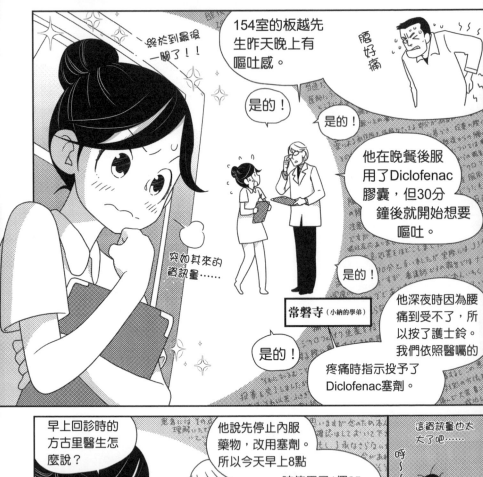

終於到最後一關了！！

154室的板越先生昨天晚上有嘔吐感。

腰好痛

是的！

是的！

他在晚餐後服用了Diclofenac膠囊，但30分鐘後就開始想要嘔吐。

突如其來的資訊量……

是的！

常磐寺（小納的學弟）

是的！

他深夜時因為腰痛到受不了，所以按了護士鈴。我們依照醫囑的疼痛時指示投予了Diclofenac塞劑。

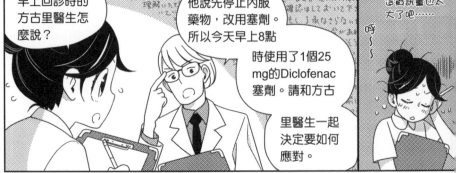

早上回診時的方古里醫生怎麼說？

他說先停止內服藥物，改用塞劑。所以今天早上8點時使用了1個25mg的Diclofenac塞劑。請和方古里醫生一起決定要如何應對。

這資訊量也太大了吧……

呼～～

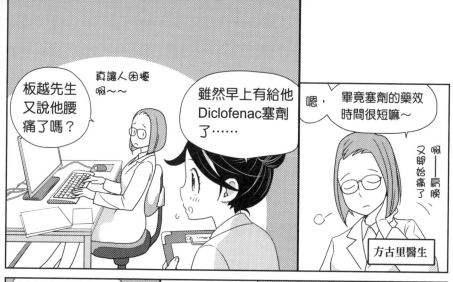

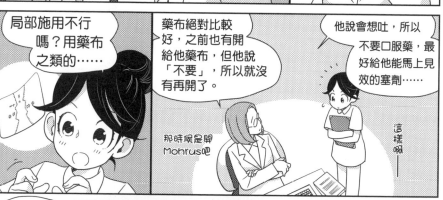

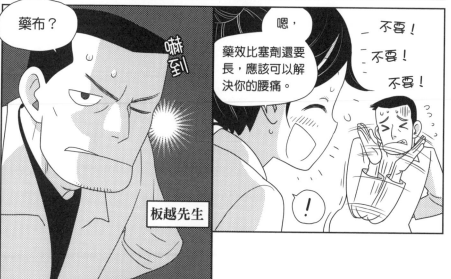

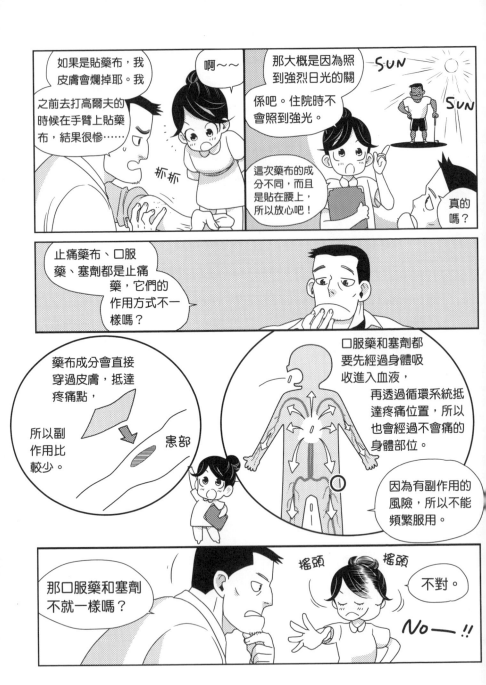

162

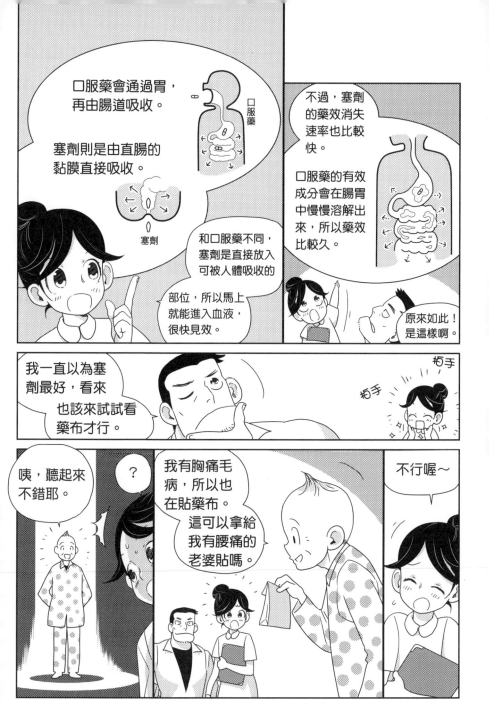

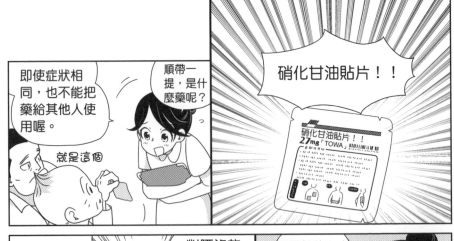
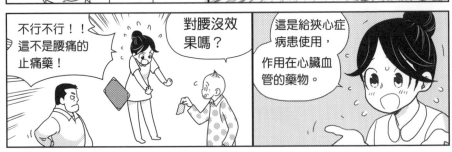
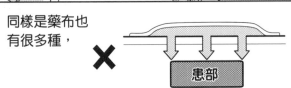

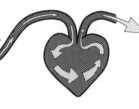
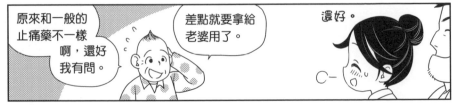

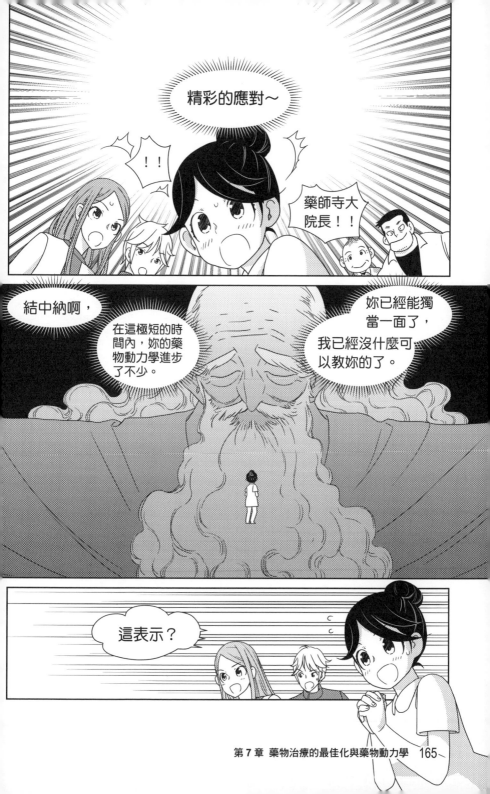

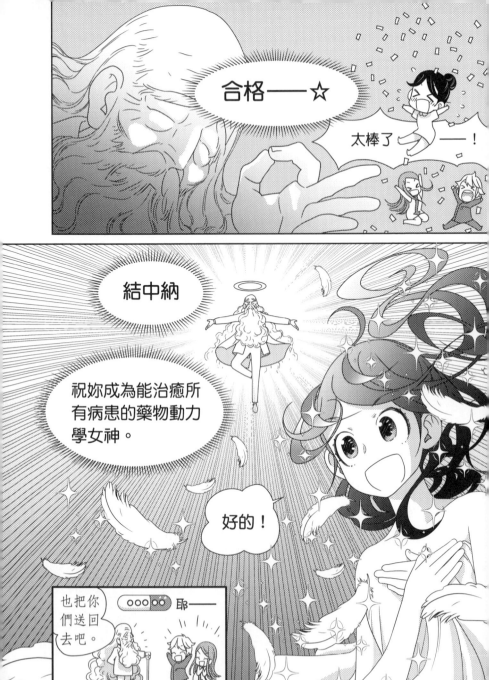

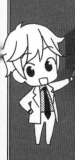

深入瞭解

漫畫中小納經歷過的三個關卡，各位也能順利通過嗎？本書介紹的知識只是藥物動力學的一隅，不過想必各位應該能體會到，在藥物治療的過程中，這些知識與想法都相當重要。

那麼在本書的最後，就讓我們深入探討這三個關卡背後的知識，奠定藥物動力學的基礎吧。

7-4 ● 對病患說明服藥注意事項時會用到的藥物動力學

1 為避免與其他藥物或飲食產生交互作用，須注意服藥時間點

Risedronate Hydrate（商品名：Actonel 等）等 Bisphosphonate 類藥劑會與飲食中的成分，特別是鈣離子產生反應（**形成螯合物**），使腸道的吸收效率顯著下降。因此，這類藥物須於空腹時（剛起床時）服用，且服用後的 30 分鐘內除了水之外不可攝入其他飲食。**表 1** 列出了幾種會在消化道內產生物理或化學性交互作用的藥物。一般而言，當藥物之間會產生物理或化學性交互作用，會要求病患在服用藥效受影響之藥物的 30 ～ 60 分鐘之後，再服用產生影響之藥物，將交互作用程度降至最低。

表1　會在消化道內產生物理或化學性交互作用的藥物例子

有些藥物的吸收效率會因為飲食而上升喔。

藥效受影響的藥物	產生影響的藥物	可能的交互作用機制
Bisphosphonate 類藥劑	飲食、包含鈣離子在內的多價金屬離子*	形成難以被吸收的螯合物 →吸收效率下降
New Quinolone 類抗生素	鋁離子等多價金屬離子*	
Cefdinir	鐵劑	
大部分藥物	球狀活性碳（Kremezin 等）	活性碳吸附藥物 →吸收效率下降
Quazepam	飲食	吸收效率上升

＊包含制酸劑等。

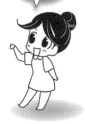

2 一天的藥物服用次數，以及忘記吃藥造成的影響，與藥物動態密切相關，特別是藥物的排除半衰期

大部分情況下，若希望藥能發揮治療效果，須維持血液中藥物濃度在一定數值以上。因此，排除半衰期較短的藥物須要一天服用 3 次，或者更頻繁地服用。這類藥物的**最高血中濃度**（C_{max}）與**最低血中濃度**（C_{min}）的比值 $\dfrac{C_{max}}{C_{min}}$ 通常很大，也就是說，藥物血中濃度的變動相當劇烈（**圖 1**（A））。所以說，如果忘記吃這種藥，藥效很可能會馬上消失，如果一次吃太多，血中濃度會快速上升，提高副作用的風險。

另一方面，若排除半衰期較長，$\dfrac{C_{max}}{C_{min}}$ 就比較小（血中濃度變動較小）〔**圖 1**（B）〕。多數情況下，這種藥的一天服藥次數也比較少，也比較不會受到**忘記吃藥**或一次補吃多次分量藥物的影響。

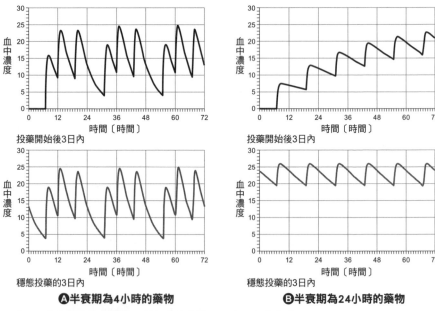

血中濃度／時間〔時間〕 投藥開始後3日內 穩態投藥的3日內

Ⓐ半衰期為4小時的藥物

Ⓑ半衰期為24小時的藥物

圖1　半衰期不同的藥劑，在不同服藥頻率下的血中濃度變化

Ⓐ 一天服用3次（7：00、12：00、19：00）半衰期為4小時的藥物時，藥物的血中濃度變化。上圖為開始服用後的3日內藥物濃度變化，下圖為持續服用藥物（穩態）時的藥物濃度變化。

Ⓑ 一天服用2次（7：00、19：00）半衰期為24小時的藥物時，藥物的血中濃度變化。
（須經過3～4天，血中濃度變化才會趨於穩定，不過1天內的血中濃度變動相當小，忘記吃藥或補吃藥造成的影響比Ⓐ還要小）（兩者的縱軸可為任意單位）

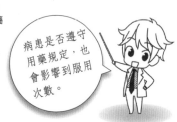

病患是否遵守用藥規定，也會影響到服用次數。

7-5 ● 用藥史的確認與藥物交互作用的迴避（深入探討）

如同我們在第 5 章中提到的，治療香港腳（足癬）用的口服 Terbinafine（商品名：Lamisil 等）是 CYP2D6 的抑制劑。另外，Amitriptyline 等三環系抗憂鬱症藥物會在 CYP2D6 的代謝下去活化，所以兩藥劑併用的情況下，須注意藥物間的交互作用。

在第 159 頁的例子中，Terbinafine 已在 2 週前停止服用，所以並沒有與 Amitriptyline 同時服用。但 Terbinafine 是半衰期非常長的藥物。事實上，Lamisil 錠的說明文件中，藥物動態項目就有提到，單次投藥時的 β 相半衰期是 39.9±7.1（飯後）小時，不過同一份說明文件的「連續投藥之藥物動態」也有提到它的 γ 半衰期相當長（半衰期 2.8 週）。藥物的交互作用會讓體內的抑制劑濃度持續處於相當低的狀態，所以即使在 2 週前就已經停止服用半衰期長的 Terbinafine，仍有與 Amitriptyline 產生交互作用的風險。事實上，有研究指出，即使在停止服用 Terbinafine 的半年後，仍有可能會與三環系抗憂鬱藥產生交互作用。

不只是 Terbinafine，藥物代謝酵素的抑制劑（參考第 120 頁的表 1）常有很長的半衰期。因此，就像我們前面提到的，與在消化道發生、因物理或化學機制產生的藥物交互作用不同，即使將服用兩種藥物的時間間隔拉長到 1 天，也難以避免藥物代謝酵素相關的藥物交互作用。

由以上例子可以看出，病患的**用藥史**管理十分重要。為了避免藥物交互作用，有時必須確認數個月內的用藥史才行。

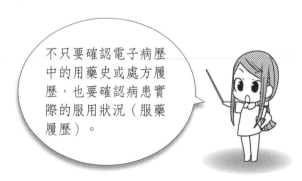

不只要確認電子病歷中的用藥史或處方履歷，也要確認病患實際的服用狀況（服藥履歷）。

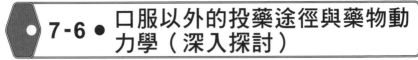

第 1 章～第 6 章中，幾乎沒有提到口服以外的投藥途徑，但實際上有不少藥物會透過口服以外的途徑投藥。這裡就來簡單介紹幾個口服以外的代表性投藥途徑及劑型。

塞劑是從肛門直接投藥至直腸的藥劑。這種藥劑會在投藥部位（直腸）溶解，然後由身體吸收進血液，順著血流循環全身。因此，塞劑會很快就見效。如果是半衰期原本就很短的藥，那麼藥效的持續時間就會更短。另外，部分藥物使用塞劑（譬如針對痔瘡的塞劑）的目的並非希望藥物被吸收後循環全身，而是在投藥部位周圍產生藥效。

另一方面，口服藥劑中有所謂的**緩釋型製劑**，這種藥劑經過特殊加工，會在消化道內緩慢釋放出有效成分。譬如有效成分為 Diclofenac 的 Voltaren SR 膠囊就是緩釋型製劑。緩釋型製劑的藥效會持續很長的時間，一天內不須服用那麼多次，但也因為吸收較慢，所以不能立即見效（不適於急用）。

施用於皮膚的製劑可依藥物體內動態分成兩大類。第一類是在施用部位發揮藥效的藥劑（這種投藥途徑稱做**局部施用**）。譬如 Voltaren 貼布等貼劑、一般藥布、乳膏、軟膏等皆屬於這種製劑。另一種則是「從皮膚吸收進血液，進入循環系統，再經血流抵達患部發揮藥效」的藥劑，稱做**經皮吸收型製劑**。經皮吸收型製劑與口服投藥（多以一級速率過程吸收）不同，製劑會設計成能以一定速率釋出藥物至血液中（單位時間的物質移動速率相同，屬於**零級速率過程**）。因此，使用經皮吸收型製劑時，藥物血中濃度變化通常與**點滴**的靜脈內投藥相同。

如**圖 2** 所示，與口服投藥相比，經皮吸收型製劑的血中濃度變動較小、較穩定，可維持體內的藥物濃度在一定水準，而且因為是貼在皮膚上，故可隨時停止投藥，是一大優點。另一方面，與塞劑不同，貼劑在使用後須經過一段時間，藥物的血中濃度才會達到一定水準，所以病患出現急性症狀（發作）時，不能用這種投藥方式。這點與緩釋型製劑相同。

第 164 頁中登場的硝化甘油貼片，是促進心臟血管擴張的硝化甘油經皮吸收型製劑，用於預防心絞痛發作。除此之外，氣喘、高血壓、帕金森氏症、失智症、思覺失調症等疾病也會用到經皮吸收製劑。值得一提的是，經皮吸收製劑不一定要貼在患部附近。

包括經皮吸收型制劑在內，通常病患不太容易瞭解藥物投藥途徑與藥物體內動態的關係，所以醫療從事人員除了要真正瞭解藥物動力學之外，如何用深入淺出的方式說明給病患聽，也是件很重要的事。

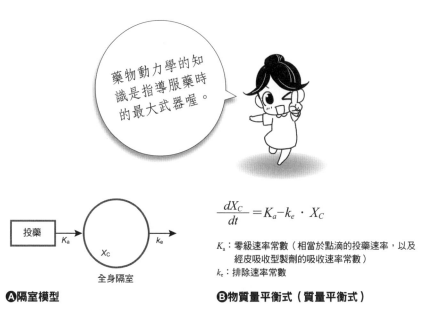

$$\frac{dX_C}{dt} = K_a - k_e \cdot X_C$$

K_a：零級速率常數（相當於點滴的投藥速率，以及經皮吸收型製劑的吸收速率常數）

k_e：排除速率常數

Ⓐ隔室模型

Ⓑ物質量平衡式（質量平衡式）

Ⓒ血中濃度變化（縱軸可為任意刻度）

圖2　藥物經點滴或經皮吸收型製劑投藥的隔室模型、物質量平衡式（質量平衡式）與血中濃度變化範例

（本例假設藥物為零級速率過程，即藥物會依一定速率供給全身循環血液，故能以一級隔室模型表現）

藥物動力學角度下的藥物治療最佳化重點

- 服藥時，為避免藥物的交互作用，需評估飲食時間以及其他藥物的服藥時間點。
- 用藥史管理十分重要。為了避免藥物的交互作用，有時必須確認數個月前的用藥歷史。
- 即使有效成分相同，投藥途徑或製劑不同的藥物，見效情況、用藥目的、服藥說明也不一樣。
- 使用經皮吸收製劑時，藥物血中濃度變化與點滴靜脈內投藥時的情況類似。
- 藥物動力學的知識，是用藥指導、用藥支援時的強大武器。

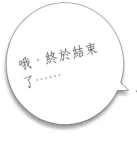

哦，終於結束了……

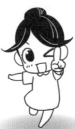

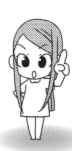

妳在說什麼啊，現在才開始吧。

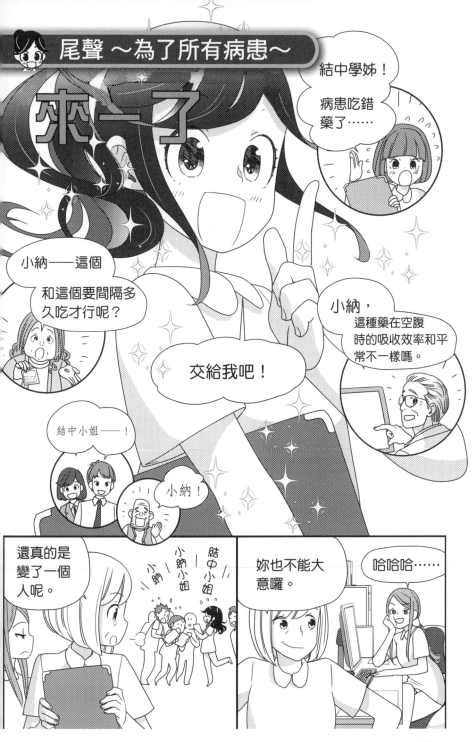

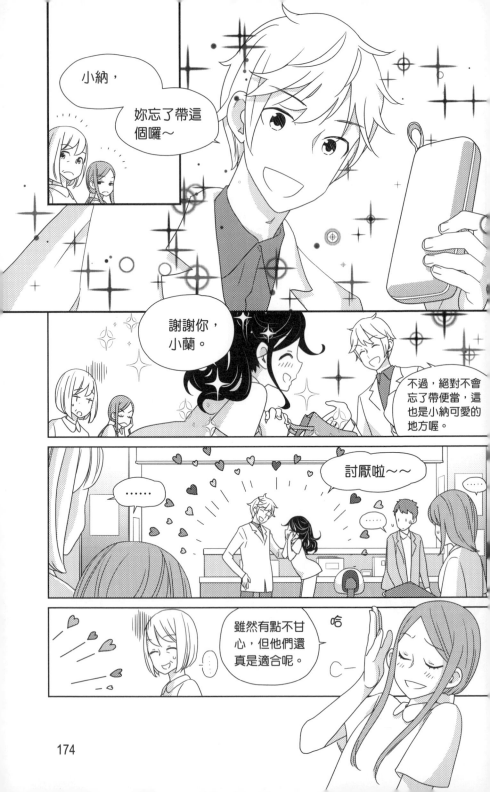

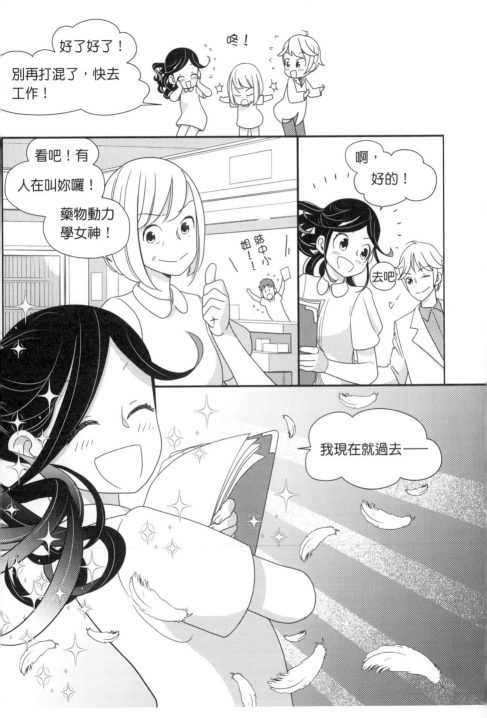

索引

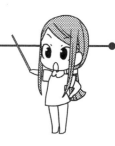

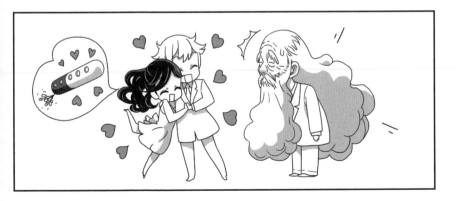

藥物動力學的主要參數、符號與單位

AUC	濃度曲線下面積（area under the concentration curve）〔μg・hr/mL〕等	
	$AUC_{0-\infty}$	（單次）投藥後，無限長時間內的 AUC（可寫成 AUC_{inf}）
	AUC_{0-t}	（單次）投藥後，t 時間內的 AUC
	AUC_τ	反覆投藥時，投藥後到下一次投藥前的 AUC
BA	生體可用率（bioavailability）（可寫成 F）	
C	濃度（concentration）〔μg/mL〕、〔ng/mL〕等	
	C_B	血液中濃度（blood concentration）
	C_{max}	最高濃度（maximum concentration）
	C_{min}	最低濃度（minimum concentration）
	C_p	血漿中濃度（plasma concentration）
	Css	穩態濃度（concentration under the steady state）
Ccr	肌酸酐清除率（creatinine clearance）（可寫成 CL_{cr}）	
CL	清除率[*1]（clearance）〔mL/min〕、〔L/hr〕[*2]	
	CL_{cr}	→ Ccr
	CL_{int}	固有清除率（intrinsic clearance）
	CL_H	肝清除率（hepatic clearance）
	CL_R	腎清除率（renal clearance）
	CL_{tot}	全身清除率（total〔systemic〕clearance）
	CL_{po}	口服清除率（oral clearance）
D	投藥量（dose）〔mg〕、〔μg〕	
E	抽提率（抽取比）（extraction ratio）	
	E_G	小腸抽提率（intestinal extraction ratio）
	E_H	肝抽提率（hepatic extraction ratio）
F	吸收率（availability）（即生體可用率，可寫成 F）	
	F_a	消化道上皮吸收率（fraction absorbed into intestinal epithelium）
	F_G	小腸通過率（＝小腸吸收率）（intestinal availability）
	F_H	肝通過率（＝肝吸收率）（hepatic availability）
$f_{u,B}$	血液中未結合比率（unbound fraction in the blood）	
$f_{u,P}$	血漿中未結合比率（unbound fraction in the plasma）	
GFR	腎小球過濾率（glomerular filtration rate）〔mL/min〕、〔mL/min/1.73m^2〕	

只要了解這些就沒問題了！

I	投藥速率（infusion rate）〔mg/hr〕、〔μ/min〕等*2	
k	速率常數（一般例，小寫k為一次速率常數）〔min^{-1}〕、〔hr^{-1}〕等	
	k_a	吸收速率常數（absorption rate constant）
	k_e	排除速率常數（elimination rate constant）
	k_{12}	中心隔室至周圍隔室的移動速率常數
	k_{21}	周圍隔室至中心隔室的移動速率常數
	k_{10}	中心的排除速率常數
K_m	米氏常數（Michaelis constant）〔mM〕、〔μM〕、〔mg/L〕等	
k_p*3	組織—血漿濃度比	
MAT*3	平均吸收時間（mean absorption time）〔min〕、〔hr〕等	
MRT*3	平均滯留時間（mean residence time）〔min〕、〔hr〕等	
P_{ow}	油水分配係數／辛醇—水分配係數（partition coefficient/octanol-water partition coefficient）	
Q	臟器血流量／血漿流量（tissue blood/plasma flow rate）〔mL/min〕、〔L/hr〕等*2	
	Q_H	肝血流量／血漿流量（hepatic blood/plasma flow rate）
$t_{1/2}$	（排除）半衰期（〔elimination〕half-life）〔min〕、〔hr〕等	
t_{max}	血中濃度達最高的所需時間（time to reach maximum concentration）〔min〕、〔hr〕等	
V_d	分布體積（distribution volume）〔L〕	
	V_1	中心隔室分布體積（distribution volume of central compartment）〔L〕*2
	V_2	周圍隔室分布體積（distribution volume of peripheral compartment）〔L〕*2
X	物質量（藥物量）（amount〔of drug〕）〔mg〕等	
α	α相（分布相）的速率常數〔min^{-1}〕、〔mg^{-1}〕等	
β	β相（二隔室模型的排除相）的速率常數〔min^{-1}〕、〔mg^{-1}〕等	
γ	γ相（三隔室模型的排除相）的速率常數〔min^{-1}〕、〔mg^{-1}〕等	
τ	投藥間隔（dosage interval）〔min〕、〔hr〕等	

*1 通常以血漿中濃度為基準，但有時也會以血液（全血）中濃度為基準。血漿中濃度與血液中濃度相同時，不會有太大的問題，但當兩者差異甚大（譬如容易轉移到血球的藥物）時，就必須注意是以哪個為基準。

*2 投藥量、投藥速率有時需依體重而定。分布體積、清除率、血（漿）流量可能會依體重而定，或是依組織重量而定。

*3 本書中省略說明。

重要公式與解說

（1）　　$X = C_p \cdot V_d$

☞　若藥物能迅速散布至體內各處，那麼分布體積V_d，就是全身或組織內的物質量X，與血漿中濃度C_p之間的比例常數（若V_d是全身的分布體積，那麼X就是**全身藥物量**。若V_d是組織的分布體積，那麼X就是**組織中藥物量**）。

（1）′　　$\Delta C_p \left(= \dfrac{\Delta X}{V_d} \right) = \dfrac{D}{V_d}$

☞　若反覆進行靜脈內投藥，那麼投藥時的血中濃度上升幅度，由投藥量D與分布體積V_d決定。

．．．

（2）　　$E_H = \dfrac{CL_H}{Q_H}$　　$\left(\therefore\ F_H = 1 - E_H = \dfrac{Q_H - CL_H}{Q_H} \right)$

☞　**肝抽提率**E_H為**肝清除率**CL_H與**肝血（漿）流量**Q_H的比值（其他臟器也一樣）。

．．．

（3）　　$-\dfrac{dX}{dt} = CL \cdot C_p$

☞　清除率CL為全身或組織排除物質的速率（或物質移動速率）與血漿中濃度的比例常數（正文中以**血液中藥物濃度**C_B為基準，不過多數情況下測定的是**血漿中濃度**C_p，並以C_p為基準）。

（3）′　　$D = CL \cdot AUC$　　$\left(\therefore\ AUC = \dfrac{D}{CL} \right)$

☞　**藥物暴露程度**（AUC）由**投藥量**D與**清除率**CL決定（由式（3）積分而得）。

另外，靜脈內投藥時，CL用的是**全身清除率**（CL_{tot}），口服投藥時CL用的是**口服清除率**（CL_{po}）。

182

（3）″ $\quad Css = \dfrac{AUC}{\tau} = \dfrac{D}{\tau} \cdot \dfrac{1}{CL}$

☞ 反覆投藥時（穩態）的**平均血漿中濃度**由單位時間投藥量（例：每日投藥量）與清除率決定。

（4）$\quad k_e = \dfrac{CL_{tot}}{V_d} \left(\because \quad t_{1/2} = \dfrac{\ln 2}{k_e} \fallingdotseq \dfrac{0.693 \cdot V_d}{CL_{tot}} \right)$

☞ 全身的**藥物排除速率**（或**排除半衰期**）由全身清除率與分布體積決定。

··

（5）$\quad BA = F_a \cdot F_G \cdot F_H$

☞ 決定**生體可用率**BA的因素包括**消化道上皮吸收率**F_a、**小腸通過率**F_G、**肝通過率**F_H等三項。

··

（6）$\quad C_p(t) = \dfrac{D}{V_d} \cdot e^{-k_e \cdot t}$

☞ 若藥物服從一次速率過程，以瞬間靜脈投藥時，初始濃度由投藥量與分布體積決定。之後的藥物濃度則會服從指數函數，以k_e的排除速率隨時間降低。

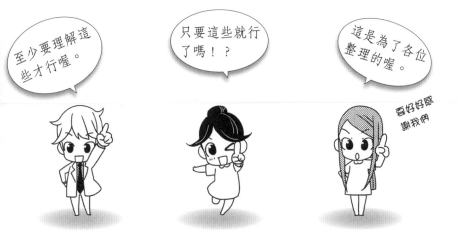

至少要理解這些才行喔。

只要這些就行了嗎！？

這是為了各位整理的喔。

要好好感謝我們

國家圖書館出版品預行編目資料

世界第一簡單藥物動力學/大谷壽一著;陳朕
疆譯. -- 初版. -- 新北市:世茂出版有限公
司, 2022.10
　　面;　公分. -- (科學視界;270)

　　ISBN 978-986-5408-98-5 (平裝)

　　1.CST: 藥學

418　　　　　　　　　111008439

科學視界270

世界第一簡單藥物動力學

作　　者／大谷 壽一
審　　訂／林君榮
作　　畫／カネダ工房
製　　作／ビーコムプラス
譯　　者／陳朕疆
主　　編／楊鈺儀
責任編輯／陳美靜
出 版 者／世茂出版有限公司
地　　址／(231)新北市新店區民生路19號5樓
電　　話／(02)2218-3277
傳　　真／(02)2218-3239（訂書專線）
　　　　　　單次郵購總金額未滿500元（含），請加80元掛號費
劃撥帳號／19911841
戶　　名／世茂出版有限公司
世茂網站／www.coolbooks.com.tw
排版製版／辰皓國際出版製作有限公司
印　　刷／世和彩色印刷股份有限公司
初版一刷／2022年10月

Ｉ Ｓ Ｂ Ｎ／978-986-5408-98-5
定　　價／380元